中国类风湿关节炎发展报告 2020

主编 曾小峰 田新平 李梦涛

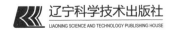辽宁科学技术出版社
LIAONING SCIENCE AND TECHNOLOGY PUBLISHING HOUSE

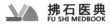拂石医典
FU SHI MEDBOOK

图书在版编目（CIP）数据

中国类风湿关节炎发展报告 2020 / 曾小峰，田新平，李梦涛主编 . — 沈阳：
辽宁科学技术出版社 ,2021.10
ISBN 978-7-5591-2299-5

Ⅰ . ①中… Ⅱ . ①曾… ②田… ③李… Ⅲ . ①类风湿性关节炎—诊疗 Ⅳ .
① R593.22

中国版本图书馆 CIP 数据核字（2021）第 198855 号

出版发行：辽宁科学技术出版社
　　　　　北京拂石医典图书有限公司
地　　址：北京海淀区车公庄西路华通大厦 B 座 15 层
联系电话：010-57262361/024-23284376
E-mail：fushimedbook@163.com
印 刷 者：青岛名扬数码印刷有限责任公司
经 销 者：各地新华书店

幅面尺寸：170mm×240mm
字　　数：215 千字　　　　　　　　印　张：11.5
出版时间：2021 年 10 月第 1 版　　　印刷时间：2021 年 10 月第 1 次印刷

责任编辑：李俊卿　　　　　　　　　责任校对：梁晓洁
封面设计：黄墨言　　　　　　　　　封面制作：黄墨言
版式设计：黄墨言　　　　　　　　　责任印制：丁 艾

如有质量问题，请速与印务部联系　　联系电话：010-57262361

定　　价：75.00 元

编委会名单

主　　编　曾小峰　田新平　李梦涛

副 主 编　王　迁　赵久良

编写人员　（按照姓氏笔画排序）

丁　峰　王永福　王吉波　王　迁

王国春　王彩虹　方勇飞　古洁若

厉小梅　帅宗文　田新平　吕良敬

朱　静　刘升云　刘冬舟　刘　毅

孙凌云　苏　茵　杨念生　杨　敏

杨程德　李小峰　李梦涛　李彩凤

李鸿斌　吴华香　吴振彪　吴　歆

何东仪　何　岚　邹和建　张凤肖

张　文　张志毅　张卓莉　张　育

张学武　张　晓　张缪佳　陈颖娟

武丽君　林　进　林智明　罗　卉

赵久良　赵东宝　赵　岩　赵　毅

姜林娣　姜　泉　姜振宇　徐沪济

徐　健　梅轶芳　曾小峰　詹　锋

戴　冽　魏　蔚

目 录

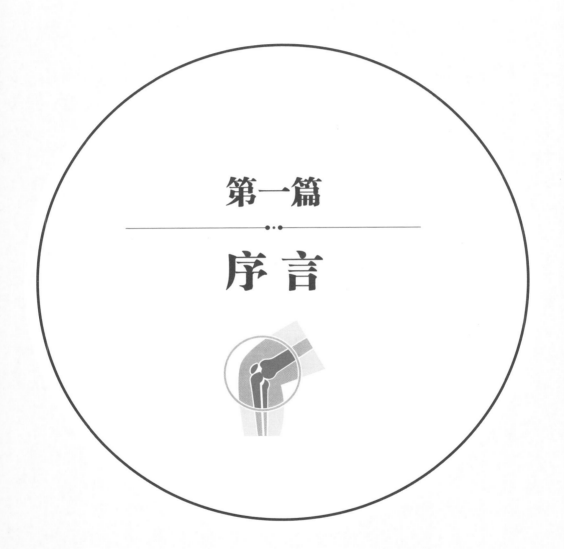

第一篇

序 言

第一章　发展报告的意义

类风湿关节炎（rheumatoid arthritis，RA）是一种常见的慢性、高致残性自身免疫性疾病，病情多反复且逐渐加重，最终造成关节结构破坏、畸形，导致患者残疾、丧失劳动力。除关节外，RA还会累及全身多个器官和系统。长期以来，RA一直被认为是"不死的癌症"，一旦被确诊，患者常饱受躯体和精神煎熬。据估测，我国目前约有500万RA患者，其中80%的患者未能达到临床缓解，给患者、家庭和社会带来了沉重的负担。

本发展报告将全面展现我国RA最新的流行病学资料、临床特征、疾病诊治现状、学科资源与发展现状以及对学科的未来展望。本报告旨在为国家卫生管理部门进行卫生政策制定与资源配置提供依据；为提升专科医务工作者对RA的临床规范治疗水平和提高医疗质量提供参考；为普及大众对RA的科学认知与重视水平提供指导。

第二章　发展报告的写作规范与资料来源

一、写作规范

本报告的编撰由国家皮肤与免疫疾病临床医学研究中心（National Clinical Research Center for Dermatologic and Immunologic Diseases, NCRC-DID）与国家风湿病数据中心（Chinese Rheumatism Data Center, CRDC）发起并编撰。工作组于 2019 年 7 月组成，编撰工作同时启动，2019 年 8 月 17 日在广州市举办中国 RA 发展报告专家研讨会，对核心内容进行研讨，9 月确定报告书写大纲，10 月开始进行撰写，2020 年 6 月定稿，7 月发布。

本报告的主体读者为专业医务人员，兼顾卫生管理部门与大众。

项目组成员均无直接相关利益冲突。

二、资料来源

1. 文献数据库

中文数据库：中国期刊全文数据库（CNKI）、中文科技期刊数据库（维普网）、万方医学数据库、中国生物医学文献数据库（SinoMed）等。

英文数据库：Pubmed/Medline、Cochrane Library、Clinical trials 等。

2. 专业期刊

参考的主要中文期刊：《中华内科杂志》、《中华风湿病学杂志》等。

参考的主要英文期刊：*Nature Reviews Rheumatology*，*Annals of the Rheumatic Diseases*，*Arthritis & Rheumatology*，*Rheumatology*，*Seminars in Arthritis and Rheumatism*，*Arthritis Care & Research*，*Arthritis Research & Therapy* 等。

3. 疾病数据库

中国类风湿关节炎直报项目（Chinese Registry of Rheumatoid Arthritis，CREDIT）数据库。

4. 组织机构官方网站

国家药品监督管理局、中华人民共和国国家卫生健康委员会等。

所有资料检索截止日期为 2020 年 1 月 31 日。

第二篇

类风湿关节炎的临床特点与诊治

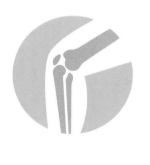

第一章 类风湿关节炎的病因

RA 是一种慢性、系统性、进展性、以滑膜炎为特征的高致残性自身免疫性疾病，其病因及发病机制复杂多样。虽然全球相关研究进展非常迅速，但 RA 的确切病因与发病机制仍有待深入阐明。目前基本明确，遗传因素和环境因素之间的相互作用是导致 RA 发病的主要原因，二者均为必要条件。

一、遗传因素

遗传因素在 RA 发病中起重要作用，决定了 RA 发病风险的 50% ～ 60%。阳性家族史可使 RA 的患病风险增加 3 ～ 5 倍。家系研究发现，同卵双生子中一人患病时，另一人也患病的概率约为 12% ～ 15%，远高于一般人群[1-3]。

通过全基因组关联研究（genome-wide association study，GWAS）目前已确定有 100 多个参与 RA 发病的基因，这些基因均与免疫调节相关。抗原递呈细胞表面的 Ⅱ 类主要组织相容性复合体（major histocompatibility complex，MHC）分子结构与 RA 易感性、疾病严重程度相关，其影响占遗传因素的 40%。目前认为 HLA-DRB1 基因与 RA 发病的相关性最强，且与 RA 影像学表现的严重程度、死亡率及治疗反应密切相关[4]。而 HLA-DRB1 基因具有多态性，与 RA 发病相关的"易感表位"包括 DRB1*0401、DRB1*0404、DRB1*0405、DRB1*0101、DRB1*1402 等[5-9]，其中 DRB1*0405 是中国内地人群 RA 的主要易感表位[9]。也有研究发现，MMEL1 和 CTLA4 的变异与中国汉族人群 RA 发病存在较强的相关性[10]。此外，rs12617656、rs12379034、rs1854853 位点的基因变异也与汉族人群的 RA 发病相关[11]。近年来基因测序技术已经发展到通过精准的测序来发现新的遗传变异，如近来发现的基因位点（HLA-DQα1∶1600）是另一个与我国汉族人群 RA 发病的强相关遗传因素，其易感风险高于已知的 HLA-DRB1[12]。

参与 RA 发病的基因可能还有很多，简单列举如下（具体见表 2-1-1）：

表 2-1-1　与 RA 发病相关的基因[13]

基因	RA 患病风险增加的倍数
HLA-DR	4～5 倍
PTPN22	2 倍
PADI4	2 倍
TRAF1-C5	1.2～2 倍
STAT4	1.2～2 倍
TNFAIP3	1.2～2 倍
IL2/21	1.2～2 倍

二、环境与相关发病危险因素

与 RA 发病有关的因素甚多，仅仅遗传因素并不足以导致 RA 发病。很多环境因素与 RA 的易感性相关，如维生素 D 水平低、吸烟、生活方式、微生物感染和炎症（如牙周炎）、内分泌因素、空气污染和紫外线等，其中吸烟是最明确的环境危险因素。此外，有研究显示，多种职业性吸入污染物也是 RA 发病的危险因素，包括二氧化硅颗粒[14]、纺织粉尘、农业杀虫剂等[15]。这些因素的协同或共同作用导致了 RA 的发生。在不同的个体和人群中，不同的致病因素发挥着不同的作用。

1. 感染

已证实，许多微生物感染与 RA 发病有一定关系。病原体可以通过多种机制诱发疾病，包括直接感染滑膜及诱导异常的固有免疫反应等。其中与 RA 发病相关的、最常见的慢性感染是牙周炎，患有牙周炎的患者发生 RA 的风险是无牙周炎患者的 1.97 倍[16]。牙周炎通常由牙龈卟啉单胞菌引起，可产生自身肽酰基精氨酸脱亚氨酶（peptidylarginine deiminases, PADIs），从而导致蛋白如纤连蛋白等的局部瓜氨酸化。此外，肺部、肠道感染等也可能会诱发 RA。病原体感染及可能的致病机制参见表 2-1-2。

表 2-1-2　与 RA 发病相关的病原体及可能的致病机制[13]

病原体	可能的致病机制
支原体	滑膜感染；超抗原
细小病毒 B19	滑膜感染
反转录病毒	滑膜感染
肠道细菌	分子模拟
分枝杆菌	分子模拟
Epstein-Barr（EB）病毒	分子模拟
细菌细胞壁	激活 Toll 样受体 2
牙龈卟啉单胞菌	激活 Toll 样受体 2 与蛋白瓜氨酸化
普雷沃菌属	肠道微生物群改变

2. 吸烟

吸烟是目前最明确的 RA 发病危险因素，且其危险程度与吸烟量存在正相关[17-19]。有研究提示，孕妇吸烟会增加其女性后代发生炎症性关节炎和青少年 RA 的风险。吸烟会诱导气道内 PADIs 表达，并增加蛋白的瓜氨酸化，刺激易感个体合成抗瓜氨酸肽抗体（anti-citrullinated protein antibody，ACPA）。吸烟可能会导致 HLA-DRB1 共享表位之间发生相互作用而促进 RA 发生 [20]。

多个研究报道显示，吸烟不仅会增加 RA 的发病风险，还可能增加疾病严重程度和关节外脏器受累的风险，而且会降低患者对生物制剂治疗的疗效，但戒烟可令其发病风险降低。同时，吸烟作为一种不良健康行为，其本身就可增加患缺血性心脏病和呼吸系统感染的危险，从而加重 RA 患者的病情，增加病死率。因此，建议 RA 患者尽早戒烟。

3. 生活方式

近年来，越来越多的研究证实，生活方式和饮食习惯与 RA 的发生发展有关，而且关联性在类风湿因子（rheumatoid factor，RF）阳性的 RA 患者中更强 [21]。

肥胖是 RA 发病的独立危险因素。超重人群［25 kg/m^2 < BMI（Body Mass Index，BMI）≤ 30 kg/m^2］患 RA 的风险是体重正常人群的 1.05 倍，肥胖人群（BMI > 30 kg/m^2）患 RA 的风险是体重正常人群的 1.21 倍，其中 BMI 每增加 5kg/m^2，发生 RA 的风险增加 13% [22]。红肉摄入多、高盐饮食也是 RA 发病的危险因素，尤其对吸烟者而言，高盐饮食可以使吸烟者发生 RA 的风险增加 1 倍以上 [23]。

适度饮酒 [24]、摄入 omega-3 脂肪酸 [25]、维生素 D、饮绿茶、吃鱼和喝牛奶 [26] 对 RA 的发病可能有保护作用。对于早期 RA 患者，在常规治疗中加入鱼油补充剂可显著增加 RA 患者的临床缓解机会 [25]。

三、性激素

RA 的病因十分复杂，除遗传和环境因素之外，内分泌因素也可能起重要作用，但性激素与 RA 发病的关系复杂，在 RA 发病中的具体作用尚待进一步阐明。

RA 以女性高发，女性与男性患者比例约为 3：1，提示性激素与 RA 的发病存在一定的相关性。RA 患者体内雌激素多增高，雄激素多减低，同时还可出现泌乳素升高和调节异常 [27]。

但另一方面，性激素对 RA 发病似乎又有保护作用。有研究显示，过早绝经（< 45 岁）的 RA 患者病情更重 [28]，超过 3/4 的 RA 患者在孕期病情得到改善，而 90% 以上的患者在分娩后数周或数月会出现病情复发。绝经后采用激素替代治疗可降低 RA 的发病风险 [29]。这种雌激素保护作用的机制尚不清楚，可能与妊娠期间白细胞介素（interleukin，IL）-10 等抗炎细胞因子分泌增多、甲胎蛋白产生增多或细胞免疫功能发生改变有关。

因此，性激素与 RA 的发生发展可能具有复杂的联系，需要更深入的研究来阐明。

第二章 类风湿关节炎的发病机制

RA 的发病机制复杂，其确切机制尚未完全阐明，免疫调节机制异常与炎症损伤均参与疾病发病。目前已经明确，遗传与环境间的相互作用打破免疫耐受引起特征性滑膜炎症，导致骨与软骨的破坏是主要发病机制。

滑膜炎是 RA 病理机制的核心。激活的 T 淋巴细胞、巨噬细胞等炎症细胞浸润滑膜组织，导致滑膜成纤维细胞大量增殖形成血管翳，通过释放炎症因子及炎症介质，导致滑膜的持续炎症反应，并侵袭至骨与软骨，造成关节结构破坏，导致畸形。

免疫功能异常在 RA 的炎症过程中起重要作用，包括固有免疫和获得免疫功能异常。

巨噬细胞作为固有免疫中参与发病的最重要细胞，在 RA 的发病中起着将外来抗原传递给 T 淋巴细胞、诱导 T 淋巴细胞异常活化的作用，同时其自身还可以产生多种致炎性细胞因子，参与 RA 的滑膜炎症[30]。

获得性免疫功能异常主要表现为 T、B 淋巴细胞的异常活化。T 淋巴细胞的活化包括 Th1、Th2、Th17、滤泡性辅助 T 细胞（T follicular helper cell，Tfh）活化，同时具有维持免疫耐受作用的调节性 T 细胞（regulatory T cell，Treg）功能受抑制，这些被异常激活的 T 淋巴细胞可以进一步活化 B 淋巴细胞，并使 B 淋巴细胞向浆细胞转化，产生大量的自身抗体，致使大多数 RA 患者体内产生大量自身抗体，如 RF、ACPA，包括抗 CCP 抗体（anti-cyclic peptide containing citrulline）、抗角质蛋白抗体、抗核周因子、抗波状蛋白抗体（MCV 抗体）、抗葡萄糖磷酸异构酶抗体（GPI），以及抗 p68 抗体、抗瓜氨酸化 Ⅱ 型胶原（Cit-bC Ⅱ）抗体及抗瓜氨酸化纤维蛋白原（Cit-Fib）抗体等，且高滴度抗体与病情严重和预后差密切相关[30]。

同时，免疫细胞活化后还产生大量的细胞因子，在 RA 的发病和疾病进展中起重要作用，包括 Ⅰ 类与 Ⅱ 类细胞因子和其他重要的炎症性细胞因子，如 TNF-α、IL-6、IL-17、IL-23、GM-CSF 等，细胞因子不仅参与滑膜的炎症过程，还通过激活 RANK/RANKL 系统，活化破骨细胞，参与骨和软骨的破坏，造成关节结构破坏，导致畸形。因此，阻断这些细胞因子的作用可以起到缓解 RA 病情、控制疾病进展的作用[31, 32]。

第三章　类风湿关节炎的临床表现

RA 是一种以侵蚀性关节炎为主要表现的全身性自身免疫性疾病，以 30～50 岁为高发年龄段，女性发病高于男性。本病为以双手和腕关节等小关节受累为主的对称性、持续性多关节炎。病理表现为滑膜炎、滑膜组织异常增生、大量炎性细胞浸润、血管翳形成，导致关节肿胀疼痛，引起关节软骨和骨破坏，最终造成关节畸形和功能丧失，导致残疾。RA 不仅累及关节，还可累及关节外组织，称为关节外表现，如类风湿结节、皮肤黏膜病变、浆膜炎、心血管病变、肺部病变、神经病变、眼部病变和血液系统病变等，造成严重损害。

一、关节表现

RA 的主要临床表现为对称性、持续性多关节肿胀和疼痛、晨僵，部分患者会出现乏力、低热和食欲不振等不适。典型的受累关节包括手、足小关节，如掌指关节、近端指间关节和足趾关节等，腕关节是常受累的手部关节；肩、肘关节亦可受累；膝、踝关节是常累及的下肢大关节。随着疾病进展，一些非典型部位的关节，如颈椎、颞颌、胸锁等关节亦可受累。

晨僵指患者晨间清醒后或长时间不活动后关节出现的发僵和紧缩感，其严重程度与关节的炎症程度相平行。一般 RA 患者在疾病活动期晨僵会持续数小时，在活动、锻炼、热敷后可缓解。

随着疾病的进展，关节、关节软骨、骨和关节周围的韧带等组织也遭到破坏，导致关节半脱位、脱位和关节畸形，在 RA 晚期可出现"天鹅颈"及"钮扣花"样手指畸形，以及足部外翻等，严重影响行动能力和日常活动能力，导致残疾。

二、关节外表现及合并症

RA 是一种全身性疾病，部分患者会出现关节外表现，可以发生在病程的任何阶段 [33]，通常提示预后不良。常见的关节外表现有：

1. 类风湿结节

类风湿结节是 RA 最常见且最具特征性的皮肤表现，见于 15% ～ 20% 的患者，在 Felty 综合征患者中可高达 75%。出现类风湿结节的患者中 90% 为 RF 阳性。类风湿结节通常为单个结节，位于皮下，可活动，质韧，常见于关节伸侧和受压部位，如肘关节、手指关节、跟腱以及足部。深部类风湿结节可见于心包、胸膜、脑膜、声带等部位 [34]。

2. 类风湿关节炎相关血管炎

类风湿关节炎相关血管炎相对罕见，但是属于最严重的关节外表现之一，见于 1% ～ 5% 的 RA 患者，通常出现在病情严重、血清学阳性的患者，几乎所有患者均伴有高滴度 RF。最常见的血管炎表现为皮肤病变，如四肢网状青斑、下肢紫癜、皮肤溃疡和甲周梗死等，重者可出现肢端坏疽。

3. 眼部病变

最常见的眼部表现为干燥性角膜、结膜病变，属于 RA 继发的干燥综合征（约 10%）表现的一部分。患者的症状为口干、眼干、视物不清等。RA 患者还可出现巩膜炎、巩膜外层炎等，造成巩膜变薄、穿孔等，见于约 16% 的患者 [35]。

4. 呼吸系统

肺是 RA 最常累及的脏器，包括疾病本身所致，也可因药物治疗的毒副作用造成。RA 患者的肺部病变主要包括：

（1）RA 相关肺部疾病，见于 5% ～ 20% 的 RA 患者，是 RA 的主要合并症和致死原因之一。最常见的为间质性肺病、胸膜炎与胸腔积液，少见者为肺结节和闭塞性细支气管炎等。患者可出现咳嗽、气短、呼吸困难等症状。间质性肺病是 RA 最常见且严重的关节外表现之一，是 RA 预后不良的危险因素，也是 RA 死亡的主要原因之一。

（2）免疫抑制治疗继发的肺部感染，可为细菌、病毒或真菌感染，其表现同非 RA 患者。

5. 心血管系统

30% ～ 50% 的 RA 患者存在组织病理学证实的心血管受累，最常见的表现是心包炎，RA 患者发生瓣膜结节的风险与正常人相比增加 10 倍以上，瓣膜增厚的风险增加 4 倍，其他瓣膜病变（包括狭窄、功能不全或脱垂）在 RA 患者中也更常见 [36]。此外，还可表现为心肌炎、心律失常和缺血性心脏病等。研究表明，RA 是缺血性心脏病和早发动脉粥样硬化的独立危险因素。约半数 RA 患者的死亡是由心血管疾病造成的，其中动脉粥样硬化是 RA 患者心血管疾病的主要死因。因此，心血管受累常常预示着预后不良 [37]。

6. 血液系统

RA 患者多会发生慢性病性贫血，是 RA 患者最常见的血液系统异常，发生率从 30% ～ 70% 不等。疾病处于活动期的患者可出现血小板增多。Felty 综合征为 RA 的一种特殊临床类型，临床上表现为关节炎合并粒细胞减少和脾脏肿大，仅见于 < 1% 的 RA 患者，常出现在病程长且伴严重关节症状的 RA 患者 [38]。

7. 神经系统

RA 神经系统病变以外周神经系统受累最常见，发生率从 0.5% ～ 85% 不等 [39]，其中又以多发性单神经炎最常见，其严重程度存在较大差异 [40]。RA 患者的外周神经炎可由 RA 疾病本身引起，也可由治疗药物导致，如来氟米特 [41] 和 TNF-α 抑制剂 [42] 等。外周神经炎可表现为疼痛、麻木和各种浅 / 深感觉障碍或运动障碍，症状往往不典型，较难与关节炎症状区分，必要时可行肌电图检查来明确。RA 外周神经炎可能与年龄、病程、疾病严重程度等因素相关，往往预示着预后不良 [43]。

8. 肾脏

RA 患者肾脏受累罕见。一般来说，肾脏受累有以下三种情况：

（1）RA 所致肾损害。非常罕见，但可表现为肾小球肾炎，多在 RA 合并血管炎的患者中出现。

（2）肾脏淀粉样变。多见于病程长、疾病控制不佳、病情严重的患者，是 RA 患者最常见的肾脏病变，也是 RA 患者发生肾功能衰竭的主要原因之一。

（3）药物性肾损害，如非甾体抗炎药（non-steroid anti-inflammatory drugs，NSAIDs）、环孢素、金制剂、青霉胺等药物治疗引起的不良反应与毒副作用，因此使用这些药物的患者要密切监测肾功能 [44]。总体而言，慢性肾脏病在 RA 患者中的患病率约为 17.2%[45]。

第四章　类风湿关节炎的诊断（分类）标准

迄今为止，尚无诊断 RA 的特异性实验室检查指标，在诊断上还需要临床医生根据患者的临床特征，参考实验室检查与影像学检查资料进行综合分析，才能明确诊断；对于一些早期、表现不典型的患者，尚需随访一段时间才能确定诊断。

目前尚无 RA 的诊断标准。在临床实践中，目前的做法是临床医生参照国际认可的 RA 分类标准，结合患者的临床表现、实验室和影像学检查综合分析来做出 RA 的临床诊断。RA 的分类标准是对大样本 RA 患者的临床特征进行分析、归纳、总结后，根据这类患者共同的临床特征，得出的能够将 RA 患者与其他疾病患者区分开来的标准；虽然分类标准不完全适用于对每一个患者的疾病做出诊断，但是，分类标准是临床医生判断一个患者是否符合 RA 疾病特征的重要依据，也是临床医生做出 RA 诊断的重要依据。

最早的 RA 分类标准要追溯到 1958 年由美国风湿病协会（American Rheumatism Association，ARA）提出的第一个 RA 诊断（分类）标准。此后，该标准不断被修订，每一次修订都旨在进一步提升该标准用于临床分类的敏感性、特异性，增强其临床实用性；更重要的是标准的修订不断提升了对早期 RA、不典型 RA 的诊断正确率，以实现 RA 的早期诊断，为 RA 的早期治疗打下基础。

迄今为止，国际上已经先后提出了多个 RA 诊断（分类）标准。在众多标准中，以 1987 年美国风湿病学会（American College of Rheumatology, ACR）

和 2010 年 ACR/EULAR（欧洲抗风湿病联盟，The European League Against Rheumatism）两个分类标准应用最为广泛。1987 年 ACR 分类标准在 RA 的临床诊断及研究中发挥了重要作用。但由于制定该标准时选入的患者多为病程较长者，因此该标准对于早期 RA 诊断的敏感性较低。2010 年 ACR/EULAR 分类标准更有利于识别早期 RA 患者。但遗憾的是，其特异性较 1987 年 ACR 标准明显降低，将其用于极早期关节炎中（病程＜3 个月），容易造成 RA 的过度诊断，误诊率高达 16.1%，因此在诊断 RA 时，还需密切结合患者的临床表现，进行严格的鉴别诊断，才能做出 RA 的正确诊断。

1958 年 ARA、1987 年 ACR、2010 年 ACR/EULA 分类标准的具体内容见附件。

现将最经典的 RA 诊断（分类）标准对比如表 2-4-1。目前仍以 1987 年 ACR 和 2010 年 ACR/EULAR 两套分类标准应用最为广泛。

表 2-4-1　类风湿关节炎（分类）标准

	1958 年 ACR RA 分类标准	1987 年 ACR 修订的 RA 分类标准	2010 年 ACR/EULAR RA 分类标准
条目	11	7	4
包含项目			
晨僵	√	√	—
关节症状	√	√	√
类风湿结节	√	√	—
RF	√	√	√
抗 CCP	—	—	√
急性时相反应物	—	—	√
X 线	√	√	—
病理	√	—	—
敏感性	—	39.1%	72.3%

续表

	1958 年 ACR RA 分类标准	1987 年 ACR 修订的 RA 分类标准	2010 年 ACR/EULAR RA 分类标准
特异性	—	92.4%	83.2%
更新要点		1. 指标简化，提高了临床实用性； 2. 提高了典型 RA 诊断的敏感性和特异性； 3. 国内外多数 RA 的临床研究参照此标准。	1. 根据受累关节数量与大小进行权重分级； 2. 血清学检查增加了抗 CCP 抗体； 3. 将 X 线检查从标准中取消； 上述更新有助于早期、不典型 RA 的识别。 4. 增加了急性时相反应物，有助于与其他非炎性关节炎相鉴别。
局限性	1. 指标繁琐，临床实用性不高； 2. 对早期 RA 的敏感性低。	1. 对早期 RA 诊断的敏感性低（约 25%）。	1. 关节权重的计算在临床使用中略显繁琐； 2. 特异性稍低，可能会导致约 16% 的假阳性。

从历来 RA 分类标准的变迁足以看到，RA 的早期诊断已经成为风湿病学家的重要目标。同时，随着研究的不断深入，抗 ACPA 抗体的发现以及超声、磁共振在临床的应用，在一定程度上为早期 RA 的识别提供了更有效的方法。

综上所述，RA 的诊断应强调以临床表现为主、辅助检查为辅、正确运用分类标准的原则，进行综合分析来做出诊断和鉴别诊断。

第五章 类风湿关节炎的疾病活动度评估

RA 的病情活动度与患者的临床表现、疾病进展和生活质量、功能状态存在密切相关性，因此，对疾病的活动性进行准确的评估对患者的治疗与预后非常重要。2009 年，EULAR 提出 RA 的治疗应遵循"严密监测"和"达标治疗（treat-to-target，T2T）"的策略，并将此理念融入了 2010 年 EULAR 制定的 RA 诊治指南中。要实现达标治疗，就必须要对 RA 患者的疾病活动度进行评估，且在此后的治疗过程中不断进行评估、监测，根据疾病活动度来调整诊疗方案，使患者的疾病状态达到缓解或低疾病活动度，并持续维持在缓解或低疾病活动度状态，以延迟或阻断疾病进展，最终避免造成关节破坏和畸形，改善患者的长远预后。

自 1996 年提出 ACR 疾病活动度评估标准后，在国际上逐渐出现了多个 RA 疾病评估标准。经过 20 多年的发展和完善，评估方法在功能和实用性上已取得了较好的平衡。在患者的诊疗及随访过程中准确应用评估方法，既有利于医生迅速准确地评估疾病活动性，制定与调整治疗方案，也有利于患者了解自身疾病状况，配合治疗，提高依从性。

一、ACR20/50/70

ACR20、ACR50、ACR70 均是用来评价 RA 病情改善的标准。ACR20 评估标准具体见表 2-5-1，ACR50 与 ACR70 的评估标准以此类推。

表 2-5-1 ACR20 评估标准

ACR20 评估标准	
1	关节压痛数减少≥ 20%
2	关节肿胀数减少≥ 20%
3	患者对疼痛的评价（VAS）降低≥ 20%
4	患者对疾病的总体评价（PtGA）改善≥ 20%
5	医生对疾病的总体评价（PhGA）改善≥ 20%
6	健康评估问卷（HAQ）改善≥ 20%
7	急性时相反应物（ESR 或 CRP）降低≥ 20%
与基线水平相比，符合 1 和 2 项的同时，3 ～ 7 项中至少符合 3 项。	

二、DAS28–ESR/CRP

DAS28 评分 [46] 是目前临床评估 RA 病情活动度最常用的方法之一，主要针对 28 个关节的肿胀（swollen joint count, SJC）和触痛（tender joint count, TJC）进行评价 [47]，28 个关节包括：

- 肩关节（2）
- 肘关节（2）
- 腕关节（2）
- 掌指关节（10）
- 近端指间关节（10）
- 膝关节（2）

根据计算时采用的炎症指标不同，DAS28 可分为 DAS28-CRP 和 DAS28-ESR，DAS28 的疾病活动度判读标准详见表 2-5-2。两者在评估 RA 疾病活动度上具有中等一致性，但两者不可互相替换。在临床工作或研究中必须标明采用的是 DAS28-CRP 或 DAS28-ESR 计算所得。从实验室指标来看，CRP 相较于

ESR 的优势在于对炎症具有更高的敏感度，不易受年龄、性别和 RF 等因素的影响，因此自 2012 年起，ACR 推荐使用 CRP 代替 ESR 来计算 DAS28。

表 2-5-2　各评估标准结果解读

	DAS28	SDAI	CDAI	Boolean
缓解	DAS28 ≤ 2.6	SDAI ≤ 3.3	CDAI ≤ 2.8	
低度活动	2.6 < DAS28 ≤ 3.2	3.3 < SDAI ≤ 11	2.8 < CDAI ≤ 10	4 项均≤ 1
中度活动	3.2 < DAS28 ≤ 5.1	11 < SDAI ≤ 26	10 < CDAI ≤ 22	
高度活动	DAS28 > 5.1	SDAI > 26	CDAI > 22	

三、简化的疾病活动指数（SDAI）

由于 DAS28 评分标准过于宽松、计算复杂，为了方便临床使用，提出了 SDAI 和 CDAI 标准。 SDAI 的疾病活动度判读标准详见表 2-5-2。SDAI[46] 由 DAS 衍生而来，包括 5 个核心变量：

- 28 个 SJC
- 28 个 TJC
- PtGA
- PhGA
- CRP

四、临床疾病活动指数（CDAI）

CDAI 除在 SDAI 的基础上减少了 CRP 外，其余均与 SDAI 相同[46]，即：

- 28 个 SJC
- 28 个 TJC

- PtGA

- PhGA

CDAI 的疾病活动度判读标准详见表 2-5-2。CDAI 与 SDAI 相比，少了炎性指标，可随时用于评估 RA 的活动性，在日常使用中更占优势。与 DAS28 相比，SDAI 和 CDAI 的计算更为简单，但 SDAI 和 CDAI 制定的缓解值很低，依据这两项标准获得的缓解率也偏低。

五、Boolean 缓解标准

2010 年，ACR/EULAR 提出了关于 RA 缓解的新标准，称为 Boolean 缓解标准，具体包括：

- SJC

- TJC

- CRP（mg/dl）

- PtGA（VAS：0 ～ 10）

4 项均≤ 1 则视为缓解。Boolean 缓解标准是较为严格的标准，依据该标准获得的缓解率介于 ACR 和 DAS28 之间。Boolean 缓解标准在日常医疗中便于计算，方便应用，有助于在临床诊疗中对患者进行监测，但该标准较其他评分标准都难于达到，所以用此标准计算的缓解率通常较低（表 2-5-3 ）。

表 2-5-3　类风湿关节炎常用疾病评估标准汇总

	ACR20	DAS28	SDAI	CDAI	Boolean
提出时间	1996	2004	2005	2005	2010
包含项目					
SJC	√	√	√	√	√
TJC	√	√	√	√	√
VAS	√	—	—	—	—
PtGA	√	√	√	√	√
PhGA	√	—	√	√	—
HAQ	√	—	—	—	—
ESR/CRP	ESR/CRP	ESR/CRP	CRP	—	CRP
优点	1.可以有效区分患者对不同治疗措施的反应程度。	1.对所处疾病状态和治疗效果都有较好评价。	1.对临床缓解标准定义相对严格,达到此缓解标准可改善预后; 2.计算方法较DAS28简单,实用性好。	1.对临床缓解标准定义相对严格,达到此缓解标准可改善预后; 2.计算方法更加简单,可以进行实时评估,实用性最佳。	1.对临床缓解标准定义最严格; 2.计算方法简单,实用性好。
不足	1.计算方法相对复杂,实用性欠佳; 2.仅限于患者自身治疗前后比较,无法用于不同患者间比较; 3.仅反映患者某时间点相较于基线的改善程度,不能及时反映患者所处的疾病状态,不适用于病情稳定的患者。	1.计算方法相对复杂,实用性一般; 2.对RA临床缓解标准定义相对宽松,达到该定义下缓解的患者仍有一部分可能出现骨质破坏等不良预后。	1.包含实验室检查结果,无法进行实时评估。	1.评分易受主观偏倚影响。	1.最严格的标准,大部分患者无法达到此标准。

续表

	ACR20	DAS28	SDAI	CDAI	Boolean
适用场景	常用于临床研究，被视为临床研究评估"金标准"。	临床最常用的疾病活动度评估标准，也可用于临床研究。	使用简便，是临床实践中常用的疾病活动度评估工具。	使用简便，常用于临床疾病活动度评估。	可用于临床实践和研究。

第六章　类风湿关节炎的常用治疗药物

RA 的治疗目标为控制疾病症状、减缓疾病进展、阻止骨关节损坏、降低病残率、改善预后、提高患者的生活质量。但 RA 病情错综复杂，发病机制尚未完全明确，因而临床上还缺乏特异的治疗措施。目前 RA 的治疗仍以药物治疗为主，到疾病晚期，可以通过手术治疗来纠正关节结构改变，改善患者的机体功能状态。在疾病的不同阶段，可以通过物理治疗缓解症状，亦可以通过康复治疗最大限度地保持关节功能。

治疗 RA 常用的药物包括六大类：非甾体抗炎药（NSAIDs）、传统改变病情抗风湿药物（csDMARDs）、糖皮质激素（GC）、生物制剂（bDMARDs）、小分子靶向药物（tsDMARDs）以及中草药。

一、非甾体抗炎药（NSAIDs）

NSAIDs 是最早用于治疗风湿病的药物。早在公元前 500 年，古埃及人和罗马人就使用柳树皮来治疗 RA，而现代科学研究发现，柳树皮中含有水杨酸苷，即阿司匹林的前体物。1897 年，德国 Bayer 公司生产出阿司匹林，迅速成为治疗风湿病的标准用药。1950 年对乙酰氨基酚在美国上市，成为迄今为止最畅销的解热镇痛药。NSAIDs 为环氧化酶（COX）抑制剂，通过抑制 COX 来抑制前列腺素（PG）合成，因此可在数小时内快速镇痛、抗炎。但由于 NSAIDs 仅能缓解 RA 患者的临床症状，无法改变疾病的进展，因此在治疗 RA 中的作用越来越小。

二、糖皮质激素（GC）

1949 年，Kendall、Reichstein 和 Hench 三位科学家因发现了 GC，并且确证了它在风湿性疾病治疗中的疗效而获得了诺贝尔生理学或医学奖。GC 通过多种作用机制发挥治疗作用，能快速缓解症状，但长期或大量使用可能增加发生不良反应的风险。GC 最常见的不良反应是引起库欣综合征，主要表现有满月脸、向心性肥胖、紫纹、痤疮、高血压、高血脂、骨质疏松，还有引起糖尿病的倾向等。此外，GC 还可引发消化道溃疡、动脉粥样硬化、中枢神经系统病变、白内障、低钾血症等，GC 还可能诱发或加重感染。因此，在 RA 的治疗中，GC 主要扮演"桥梁"的角色，即在开始病情改善抗风湿药（DMARDs）治疗的前数周至数月内、或在调整 DMARDs 治疗时，使用小剂量 GC（通常为相当于泼尼松 ≤10mg/d 的剂量）来控制疾病。一般来说，待 DMARDs 药物起效后应尽快减停 GC，尽量在 6 个月内停用。

三、传统病情改善抗风湿药物（csDMARDs）

传统病情改善抗风湿药物（csDMARDs）主要通过抑制淋巴细胞功能、减少细胞因子的分泌从而改善 RA 的病情。20 世纪 40 年代左右，柳氮磺吡啶（sulfasalazine, SSZ）被首次用于治疗 RA。20 世纪 50 年代发现氯喹和羟氯喹（hydroxychloroquine, HCQ）等抗疟药物能显著改善 RA 的关节炎症状，被用于治疗 RA。此后的数十年间，以甲氨蝶呤（methotrexate, MTX）为代表的多种 csDMARDs 相继用于治疗 RA，包括：甲氨蝶呤、来氟米特（leflunomide, LEF）、环孢素 A、青霉胺等，并证实有一定的疗效，使 RA 的治疗翻开了新的篇章。目前临床上常用的 csDMARDs 药物有：MTX、SSZ、LEF 和 HCQ 等。

csDMARDs 是治疗 RA 的一线药物。但该类药物有起效较慢的特点，通常需要大约 1 ～ 3 个月的时间才显效，故又被称为慢作用抗风湿药。csDMARDs 能延缓和控制病情进展，尽早使用可显著获益，因此 RA 确诊后应立即开始 csDMARDs 治疗。但这类药物可能会引起胃肠道不适、肝功能损害、骨髓抑制等不良反应，对一些患者疗效不佳，且难以实现"精准治疗"，因此并非最理想的治疗药物。

1. 甲氨蝶呤

甲氨蝶呤（MTX）是治疗 RA 的首选药物，被称为 RA 治疗的"锚定药"，是 RA 治疗中 csDMARDs 之间联合用药的基础，也常与生物制剂联合使用。其主要作用机理为抑制淋巴细胞核酸合成所需的二氢叶酸还原酶，从而起到抑制淋巴细胞增殖与活化的作用。MTX 多采用每周 1 次的给药方式，常用剂量为 7.5 ～ 25mg/ 周。

MTX 的主要不良反应有恶心、口腔溃疡、腹泻、脱发、皮疹等，少数患者会出现骨髓抑制。治疗期间应补充叶酸以减轻副作用。MTX 具有致畸性，属于孕期风险 X 类药物，因此建议妊娠前至少停用 3 ～ 6 个月。

2. 来氟米特

来氟米特（LEF）是国家药监局批准的治疗 RA 的口服药物。其作用机制为抑制嘧啶的从头合成途径，阻断淋巴细胞的活化和增殖过程，在作用机制上与 MTX 有共同之处，因此其疗效和安全性与 MTX 也有相似之处。LEF 的常用剂量为 10 ～ 20mg，每日一次。

LEF 的主要不良反应有腹泻、肝功能异常、皮疹、脱发、高血压和白细胞下降，具有致畸性，属孕期风险 X 类药物。LEF 与 MTX 联合应用较单用发生肝脏损害的危险性明显增加。由于来氟米特具有肝肠循环的特殊药代动力学特性，在体内存留时间长，因此对于有妊娠计划的患者，应采用消胆胺或活性炭进行清除治疗后，仍需停药 3 ～ 6 个月方能妊娠。

3. 柳氮磺吡啶

柳氮磺吡啶（SSZ）为磺胺类抗菌药，在肠道微生物作用下分解成 5- 氨基水杨酸和磺胺吡啶，起到抗菌消炎和免疫抑制作用。SSZ 能抑制前列腺素及其他炎症介质的合成，从而抑制 RA 的炎症反应。SSZ 治疗用药通常从小剂量 250 ～ 500mg/d 开始，逐渐增加至治疗量 2.0 ～ 3.0g/d。

SSZ 的主要不良反应有恶心、呕吐、厌食、消化不良、腹痛、腹泻、皮疹、肝功能异常和可逆性精子减少等，偶有白细胞、血小板减少。对于缺乏葡萄糖 -6- 磷酸脱氢酶（glucose-6-phosphate dehydrogenase，G6PD）者有诱发溶血性贫血的风险。对磺胺类药物过敏者禁用 SSZ。

4. 羟氯喹

羟氯喹（HCQ）为抗疟药，HCQ 治疗 RA 的具体机制尚不明确。可单用于病程较短、病情较轻的 RA 患者。对于重症或有预后不良因素的患者，常与其他 csDMARDs 联合使用。常用剂量为 0.2g，每日 2 次。

总体来说，HCQ 的安全性良好，妊娠期和哺乳期均可使用。主要不良反应为眼毒性。长期服用羟氯喹者中，5 年后可观察到羟氯喹导致的视网膜病变，而一些高风险人群（长期服用和 / 或使用高剂量的羟氯喹、伴有肝肾疾病、有视网膜或黄斑疾病史、高龄等）更易出现视网膜病变。因此，应对服用羟氯喹无高风险因素者进行基线和 5 年后的年度眼科检查，监测药物带来的眼部不良反应；而对于有发生视网膜病变高风险的患者，服药前与服药后每年需进行 1 次眼科检查。

5. 艾拉莫德

艾拉莫德（iguratimod）是一种新型 csDMARD 药物，属于甲磺酰苯胺类化合物。具体作用机制尚不明确。目前已知其可通过多种途径抑制细胞因子和免疫球蛋白，如 NF-κB 通路来治疗 RA；一些研究发现它可以抑制 IL-6、TNF-α、IL-17。艾拉莫德常与 MTX 联合用于治疗 RA。常用剂量为 25mg，每日 2 次。

艾拉莫德的常见不良反应有胃肠道不适如腹胀、恶心、胃痛等，还有肝功能异常、白细胞下降等。

四、生物制剂（bDMARDs）

20 世纪 90 年代末，能精准针对细胞外某一炎症因子的大分子生物制剂开始应用于治疗 RA，使 RA 的治疗进入了一个生物制剂靶向治疗的新时代。生物制剂可以部分实现对"有害"细胞因子的"精准"打击，因此克服了 csDMARDs 起效慢、作用不特异的缺点，具有起效快、有效率高的优势，尤其是对一些经 csDMARDs 治疗疗效不佳的患者也有一定疗效；而且总体安全性较好。可以说，生物制剂的出现是 RA 治疗史上的一个革命性进展。

生物制剂起效迅速，可有效控制炎症，缓解症状，延缓影像学进展，但是治疗成本较高，适用于 MTX 应答不佳或不耐受的中至重度活动性 RA，是 RA 的二线治疗药物。当 csDMARDs 治疗 3 个月或 6 个月后未达到"达标治疗"的目标、合并预后不良因素者（csDMARDs 治疗后病情仍处于中高度活动、CRP/ESR 明显升高、关节肿胀数多、RF/ACPA 阳性，尤其是高滴度阳性者、病程早期即出现关节侵蚀、≥ 2 种 csDMARDs 治疗无效）可加用生物制剂。

在生物制剂中，最早研发并用于临床的是针对 TNF-α 的生物制剂，是临床中最常用的生物制剂；其他用于治疗 RA 的生物制剂还有 IL-6（受体）抑制剂、IL-1（受体）抑制剂、选择性 T 细胞共刺激因子抑制剂、CD20 抑制剂等。近年来有研究显示，IL-17 抑制剂、IL-12/23 抑制剂等也可用于治疗 RA。

1. TNF-α 抑制剂

TNF-α 抑制剂是目前 RA 治疗中上市最早、种类最多、研究证据最充分的一类生物制剂，包括英夫利昔单抗（Infliximab）、阿达木单抗（Adalimumab）、依那西普（Etanercept）、戈利木单抗（Golimumab）和培塞利珠单抗（Certolizumab pegol），具体见表 2-6-1。

表 2-6-1　常见 TNF-α 抑制剂

	英夫利昔单抗	阿达木单抗	依那西普	戈利木单抗	培塞利珠单抗
结构	人鼠嵌合单抗	全人源单抗	Fc 融合蛋白	全人源单抗	聚乙二醇化人源化 Fab 片段
中国上市时间	2007 年	2010 年	2005 年	2018 年	2019 年
给药方式	静脉滴注	皮下注射	皮下注射	皮下注射	皮下注射
规格	100mg/ 瓶	40mg/0.4ml	25mg/ 瓶	50mg/0.5ml	200mg/ 支
给药方案	3mg/kg·次，第 0、2、6 周各一次，之后每 4～8 周一次	40mg/ 次，每 2 周一次	25mg/ 次，每周两次或 50mg/ 次，每周一次	50mg/ 次，每 4 周一次	400mg/ 次，第 0、2、4 周各一次，之后 200mg/ 次，每 2 周一次

TNF-α 抑制剂多与 MTX 联合用于 MTX 疗效不佳的 RA 患者，一些 TNF-α 抑制剂可以单用。TNF-α 抑制剂治疗 RA 3 个月的 ACR20 应答率为 50%～70%[48-51]，可显著改善患者的临床症状，降低炎症水平，延缓骨破坏进展。使用 TNF 抑制剂前应筛查是否存在结核和肝炎病毒感染，在具有潜伏性或活动性结核病史的患者中，应进行预防性抗结核治疗，并在使用过程中每 4～12 周监测血常规、尿常规和肝肾功能。

TNF-α 抑制剂的常见不良反应为注射局部反应、过敏反应、感染、神经系统疾病（如脱髓鞘样综合征、视神经炎）、充血性心力衰竭、血细胞减少、肝功能异常、自身免疫性疾病等。

2. IL-6 拮抗剂

IL-6 拮抗剂是一类通过抑制 IL-6 介导的信号转导来抑制 RA 的炎症反应的生物制剂，作用的靶点为 IL-6。目前上市的有作用于 IL-6 和 IL-6 受体的单克隆抗体。托珠单抗（tocilizumab）是一种通过结合 IL-6 跨膜受体来抑制 RA 炎症的全人源单抗，2013 年在中国上市。常用剂量为 8mg/kg，静脉滴注。

IL-6 拮抗剂可用于治疗 MTX 或 TNF 抑制剂应答不佳的 RA 患者。IL-6 拮抗剂和 TNF 抑制剂与 MTX 联用的疗效相当[52]，可显著改善患者的临床症状，降低炎症水平，延缓 RA 的影像学进展。与 TNF-α 抑制剂一样，使用 IL-6 拮抗剂前应进行结核、肝炎病毒感染筛查，对具有潜伏性或活动性结核病史的患者，应进行预防性抗结核治疗，并在使用过程中每 4 ～ 12 周监测血常规、尿常规、肝肾功能和血脂。

IL-6 拮抗剂常见不良反应为输液反应、注射局部反应（皮下注射剂型）、肝功能异常、感染、血细胞减少、血脂异常等[53]。

3. IL-1 拮抗剂

阿那白滞素（anakinra）是一种通过竞争性抑制 IL-1 与其受体结合的全人源单抗，通过阻断 IL-1 信号转导，抑制炎症反应，尚未在中国上市。给药方式为 100mg/d，皮下注射，每日一次。

IL-1 拮抗剂的主要不良反应包括注射局部反应、胸痛、呼吸道症状、头痛、感染、肿瘤、粒细胞减少等。

4. 抗 CD20 单抗

CD20 是一种表达于 B 淋巴细胞表面的膜蛋白。利妥昔单抗（rituximab）

是一种能与 B 细胞表面的 CD20 结合的单克隆抗体，通过杀伤 B 细胞来达到抑制 B 细胞功能从而发挥治疗作用的人鼠嵌合单抗，最初用于治疗淋巴瘤。利妥昔单抗于 1999 年在中国上市。建议使用方案为：利妥昔单抗 500mg/ 次，静脉滴注，每周一次，连续使用 4 周；亦可为 1000mg/ 次，静脉滴注，每 2 周一次，连续 4 周；此后每 6 个月输注 1 次。

利妥昔单抗的常见不良反应有输液反应，还可出现高血压、皮疹、瘙痒、发热、恶心、关节痛等，还会增加发生感染的风险。

5. CTLA-4 抑制剂

阿巴西普（abatacept）通过与抗原递呈细胞表面的 CD80 和 CD86 结合，抑制 T 细胞激活来发挥治疗作用，是首个通过抑制 T 淋巴细胞来治疗 RA 的融合蛋白。2020 年 8 月在中国上市。阿巴西普的常用剂量为 2 ～ 10mg/kg·次，静脉滴注，每 2 周一次，4 周之后调整为每 4 周一次；或皮下注射，剂量为 125mg/ 周。

CTLA-4 抑制剂最常见的不良反应有头痛、上呼吸道感染、鼻咽炎和恶心等 [54]。

总体来说，生物制剂的价格较贵，使用前需要进行一些感染性疾病的筛选，如结核菌、肝炎病毒感染等，使用方式多为静脉输注或皮下注射，因此会产生与使用方式相关的不良反应；此外，由于药物使用方式使其在使用的便捷性与依从性上受到一定限制。对于近期患过恶性肿瘤的患者需慎用。

五、小分子靶向药物（tsDMARDs）

RA 的发病机制研究表明，与 RA 发病相关的细胞因子是通过向细胞内的炎症通路传导信号，影响细胞功能来致病的。如果阻断这些细胞内通路的信号传导，就有可能起到控制炎症、阻断 RA 疾病进展的作用。20 世纪 90 年代，科学家首次确认了 JAK 激酶（Janus kinase）通过与信号转导及转录激活蛋白（STAT）之间的相互作用在细胞内细胞因子信号传导通路中发挥重要作用，与多种炎症疾病的发病相关，因此研究人员开始将 JAK 激酶作为药物靶点进行研发。目前获批用于治疗 RA 的 JAK 激酶抑制剂有托法替布（Tofacitinib）和巴瑞替尼（Baricitinib），均已在我国上市，是具有代表性的 JAK 激酶抑制剂，也被称为第一代 JAK 激酶抑制剂。

以托法替布和巴瑞替尼为代表的 tsDMARDs 具有起效快速的特点，可口服给药，安全性较好。托法替布已被中外 RA 指南推荐用于治疗 csDMARDs 疗效不足或不耐受的 RA 患者，可单药使用或与 csDMARDs 合并使用，在 RA 治疗上具有与生物制剂同等的地位。

1. 托法替布

托法替布（tofacitinib）是选择性 JAK1、JAK3 激酶抑制剂，主要用于治疗对 MTX 应答不佳或不耐受的成年 RA 患者（单药或与传统 DMARDs 联合）。已进行的 III 期临床研究显示，托法替布单药、托法替布联合 MTX 与阿达木单抗联合 MTX 治疗 6 个月达到 ACR50 的患者比例相似，不良反应发生率低 [55, 56]。托法替布对多种不同治疗背景的 RA 患者都具有一定的临床疗效 [56]，且托法替布显示出稳定的疗效 [57]。托法替布已于 2017 年在中国上市。给药方式为 5mg/ 次，每日 2 次。

在开始使用托法替布之前，应根据指南对患者进行潜伏性或活动性结核感染与肝炎病毒感染的筛查，对具有潜伏性或活动性结核感染的患者，应进行预防性抗结核治疗。在给药期间，应每 4 ～ 12 周监测血常规、尿常规、肝肾功能。

来自 CREDIT 项目的数据显示，截止至 2019 年 10 月 31 日，已有 522 名使用过托法替布的 RA 患者的完整临床资料。这 522 名患者在使用托法替布（商品名：尚杰®）前，有 81.4% 的患者处于中高疾病活动度（基于 DAS28-ESR

评分），这些患者在使用托法替布前的 ESR 为 48.40 ± 32.52mm/h，血清超敏 CRP 为 36.55 ± 54.47mg/dl；其中近半数属于难治性 RA 患者。使用托法替布治疗 1 个月后，有 31.1% 的患者病情达到缓解或低疾病活动度（基于 DAS28-ESR 评分）。持续托法替布治疗 6 个月的达标率提升至 46.43%。因此，对于难治性 RA，托法替布能使一些患者的疾病得到控制，实现达标治疗。

托法替布的常见不良反应包括带状疱疹、上呼吸道感染、腹泻、高脂血症、粒细胞减少等 [58]。

2. 巴瑞替尼

巴瑞替尼（baricitinib）是一种选择性 JAK1、JAK2 激酶抑制剂，适用于对 csDMARDs 疗效不佳或不耐受的中重度成年 RA 患者，可以与 MTX 或其他 csDMARDs 联合使用，于 2019 年在中国上市。中国的 RA 患者研究显示，MTX 联合巴瑞替尼治疗 12 周，58.6% 的患者能够达到 ACR20，疗效较好；治疗 24 周的安全性可接受。由于在我国上市较晚，目前还没有我国有关巴瑞替尼的真实世界疗效与安全性数据。巴瑞替尼的给药方式为 2mg/ 次或 4mg/ 次，每日一次，口服。

巴瑞替尼常见不良反应包括：上呼吸道感染、恶心、唇疱疹、带状疱疹等。

目前国际上不断有新的 JAK 激酶抑制剂被研发，进入临床研究阶段，投入临床使用。相信 JAK 激酶抑制剂将成为 RA 治疗的新一代治疗药物，标志着 RA 治疗进入了另一个新时代。

六、中医药

中医药治疗 RA 已有两千多年的历史。其治疗方法众多，包括复方汤剂、中成药、单味药、中药外治、针灸等，对 RA 具有一定的疗效。现代研究显示，中药提取物或者中药复方制剂具有抗炎、调节免疫功能的作用，在 RA 患者中，还具有抑制血管翳形成、抑制骨破坏等作用。目前对于 RA 作用机制较明确、临床证据较充足的主要为中药提取物，包括雷公藤制剂、白芍总苷、青藤碱等。另外，青蒿提取物，如青蒿素，近来也被尝试用于治疗 RA[59]。中西药协同治疗 RA 的临床疗效及安全性尚需进一步临床研究。

1. 雷公藤制剂

雷公藤是我国独有的抗风湿药物，在我国用于治疗 RA 已有数百年历史，并被我国 RA 诊疗指南纳入 RA 治疗的可选方案[60]，适用于无生育要求的 RA 患者。雷公藤提取物具有抗炎镇痛和免疫抑制作用，单用或与 MTX 联用均有一定的疗效[61]。据 CREDIT 数据显示，雷公藤在我国 RA 患者中的使用率为 17.9%。在临床上常用的是雷公藤多苷，常用剂量为 20mg，每日 2 次或每日 3 次。由于雷公藤多苷具有明显的量效关系，因此可根据患者的疾病情况和耐受性调整剂量。

雷公藤制剂的主要不良反应是性腺抑制，可导致男性不育和女性闭经，在使用过程中需密切监测与评估其生殖毒副作用。其他不良反应还包括恶心、呕吐、纳差、腹痛、腹泻、骨髓抑制、肝功能异常和血肌酐升高等。

2. 白芍总苷

白芍总苷为白芍提取药物，具有一定的抗风湿作用，在我国有多年的使用历史。常用剂量为 0.6g，每日 2 次或 3 次，可根据病情酌减，多与 csDMARDs 联合使用。白芍总苷的不良反应较少，主要有腹痛、腹泻、纳差等[62]。

3. 青藤碱

青藤碱为青风藤提取物，具有镇痛、抗炎、抑制肉芽组织增生等作用，可减轻关节肿痛[63]。在活动性 RA 患者中，青藤碱常与甲氨蝶呤联合使用。青藤碱常用剂量为 20 ～ 80mg，每日 3 次，饭前口服。常见不良反应有皮肤瘙痒、皮疹等过敏反应，少数患者出现白细胞减少。

七、其他药物

锝 [^{99}Tc] 亚甲基二膦酸盐注射液为中国原研药物，被批准用于治疗 RA 等风湿病，通常与 csDMARDs 药物联合使用。锝 [^{99}Tc] 亚甲基二膦酸盐能靶向浓聚在异常骨代谢的骨组织部位，调节骨免疫，增加骨密度，修复骨微结构。锝 [^{99}Tc] 亚甲基二膦酸盐注射液常用剂量为 200mg，每日 1 次，20 天为一个疗程，也可根据病情，适当增加剂量和延长疗程。2019 年 CREDIT 数据显示，我国有 7.9% 的 RA 患者使用过锝 [^{99}Tc] 亚甲基二膦酸盐。

锝 [^{99}Tc] 亚甲基二膦酸盐注射液的总体安全性良好，使用中对人体无辐射损伤。偶见皮疹、纳差、乏力、月经增多，罕见全身水肿；严重时需停药。

综上所述，RA 的药物研发经历了从对症治疗到广泛的非特异性抗炎与免疫抑制，再到针对发病环节中起重要作用的某一分子为靶点的特异性生物制剂，至今研发出可以靶向性地针对整个分子通路的小分子靶向药物的发展历程。随着对 RA 发病机制研究的不断深入，RA 治疗药物的靶向性将会越来越精准，起效会更快速，同时安全性也会越来越好。

第七章 类风湿关节炎的其他治疗措施

虽然 RA 的治疗已经取得了很大进步，但仍有相当数量的患者因为治疗延迟、治疗效果不佳等原因并未达到实际意义上的临床缓解，导致一些患者的疾病持续发展，最终残疾。因此，除药物治疗外，尤其对于疾病中晚期的 RA 患者，尚需其他治疗措施来进行辅助治疗。

一、康复、物理治疗与功能锻炼

康复、物理治疗（理疗）与功能锻炼作为重要的辅助治疗手段，可帮助 RA 患者缓解疼痛、减轻炎症反应、增强肌力、改善关节功能，降低发生心血管疾病及其他并发症的风险，减轻患者的疲劳状态，提高生活质量，弥补常规治疗的不足，是除药物治疗之外的有效辅助疗法。康复治疗的目标为缓解疼痛、减轻关节炎症与肿胀、防止关节粘连、挛缩等；慢性期的治疗目标是预防关节畸形、改善功能障碍、减少关节外并发症。

已经证实，RA 患者进行功能锻炼能够显著改善炎症反应，并且可以调节患者的免疫功能异常，对手关节与大关节的功能改善都有明显疗效。运动锻炼还可以降低 RA 患者并发心血管疾病的风险[64]。在 2015/2016 年 EULAR 的诊治指南更新中对 RA 患者心血管疾病风险的管理建议中提出，常规适度的锻炼可以减少发生心血管疾病的风险，减轻炎症反应，降低患者的体脂量，提高患者的生活质量[65]。近年的一些研究证实，适度的运动疗法结合药物治疗可以在一定程度上降低 RA 患者的疲劳感，提高患者的生活质量[66]。康复运动包括全身的有氧运动、力量训练、体操、类风湿关节炎手部强化伸展锻炼（Strengthening and Stretching for Rheumatoid Arthritis of the Hand，SARAH）[67]、大关节的床上训练及关节活动度训练等。急性期运动强度以运动锻炼不引起患者疼痛加重为限。一般每周进行 3 ～ 5 次，持续 2 ～ 3 个月。

理疗可增加局部血液循环、新陈代谢，使肌肉松弛，有抗炎、消肿和镇痛作用。急性期宜采用冰敷、低温冷冻、短波等非热效应治疗方法，减轻局部炎症，消除肿胀，减轻关节疼痛。进入稳定期后，可给予经皮神经电刺激（transcutaneous nerve stimulation, TENS）、高频电疗、紫外线、红外线、超声波等治疗，可以缓解肌肉痉挛，减轻关节僵硬，防止畸形和恢复功能，提高生活自理能力，几乎没有副作用。

二、手术治疗

外科治疗作为 RA 治疗的重要组成部分，其目标是减轻疼痛、矫正畸形、重建功能，防止关节继续损害。主要包括滑膜切除术、关节融合术、关节置换术、软组织松解和平衡术以及其他矫形术。CREDIT 数据表明，我国有 1.4% 的 RA 患者进行了关节置换术。

三、关节腔注射治疗

对于部分难治、不易缓解的单关节炎，可行关节腔内注射药物治疗，但应严格无菌操作，防止局部损伤。关节腔注射每年不超过 3 次。

第八章　类风湿关节炎的早期诊断和治疗

一、类风湿关节炎早期诊断的重要性

从历来 RA 分类标准的变迁可以看出，RA 的早期诊断已经成为风湿病学界追求的目标。RA 的早期诊断和治疗可使多达 90% 的患者避免或显著减慢关节损伤进展，从而预防不可逆残疾的发生 [68]，因此能尽早识别并治疗 RA 对改善 RA 患者的预后非常重要 [69]。在几代风湿病学者的不懈努力下，随着对 RA 疾病病程研究的不断深入，随着抗 ACPA 抗体的发现以及超声、磁共振技术在临床的应用，在一定程度上为早期 RA 的识别提供了更多的有效方法。2003 年欧洲抗风湿病联盟也明确提出了几个早期 RA 的概念：

- 非常早期 RA（very early RA，VERA）：病程少于 12 周的 RA。
- 早期 RA（early RA，ERA）：病程在 12 周与 2 年之间的 RA。

2015 年美国风湿病学会发布的 RA 治疗指南中对早期 RA 的定义做了更新，将早期 RA 定义为病程 < 6 个月 [70]。

此外，有学者提出了类风湿关节炎前期（PreRA）的概念与预防，EULAR-RA 风险因素研究组将 RA 的发展过程分为 6 期，其中 1 ~ 5 期统称为 PreRA：

1. 基因危险因素期

2. 环境危险因素期

3. RA 相关系统性自身免疫期

4. 无关节炎症状期

5. 未分化关节炎期

6. RA 期（达到 RA 分类标准）

PreRA 概念的提出为 RA 的早期干预提供了新的机遇。然而，对于 RA 的早期诊断，仍有很大的提升和有待改进的空间。目前早期诊断仍然是 RA 诊治中的重要挑战，即便在欧美等发达国家，RA 患者从出现症状到首次就诊风湿专科也要延迟 12 ～ 17 周；从出现症状到确诊 RA 的平均中位时间为 36 周（4 周至 10 年）[71]。RA 的早期诊断任重而道远，需要集国家卫生管理部门、风湿科学者、患者等多方努力才有可能实现。

二、类风湿关节炎早期治疗的重要性

早期诊断、早期治疗、控制疾病至缓解或低疾病活动度是阻断或延缓关节结构破坏、阻止关节发生畸形与残疾、改善预后的根本措施。

RA 是一种进展性关节疾病，如果关节炎症得不到很好的控制，将会造成关节软骨与骨破坏。一般来说，RA 患者的关节破坏一旦发生基本不可逆，如不及时治疗，3 年致残率高达 70%[68]。对 RA 自然病程的研究发现，50% ～ 75% 的患者的关节破坏发生在出现症状的前 2 年内，但是也有 25% ～ 40% 的患者在出现关节症状的前 6 个月内已出现影像学可见的骨侵蚀[68]。因此在发病的前 2 年内，控制滑膜炎症、阻止骨与软骨破坏，就能够阻断疾病的进展，阻止关节残疾的发生，因此将 RA 发病的前 1 年称为 RA 治疗的窗口期。越早启动 DMARDs 治疗，就越有可能阻断疾病的进展，提高其诱导缓解率（详见表 2-8-1）；延迟治疗，会降低患者的缓解率，关节破坏和致残率会更高，医疗花费的成本也会更高[72]；此外，临床研究还发现，RA 患者发病后的第一年即出现健康评估问卷（Health Assessment Questionnaire，HAQ）评分降低的患者，预示未来丧失工作和生活能力的可能性更高，将带来更大的社会负担。因此，抓住

RA 疾病的治疗时机，在窗口期进行治疗，可以显著改善患者的预后。

表 2-8-1 不同时期启动 DMARDs 治疗的临床反应

DMARDs 使用前的病程（年）	良好的临床反应（ACR20 标准）
≤ 1	53%
1～2	43%
2～5	44%
5～10	38%
＞ 10	34%

由此可见，RA 的预后与病程、基线关节破坏情况和启动 DMARDs 治疗的时机密切相关，控制 RA 的最佳"治疗机会窗"为发病后的 1 年之内。规范的早期诊断、早期治疗，缩短延迟使用 DMARD 药物的时间，可以显著提高疾病缓解率、延缓影像学进展、维持关节功能、降低致残率，且能降低治疗疾病的花费。

第九章　类风湿关节炎诊治国际指南核心解读

在过去的 30 年间，多个国家、多个学术团体分别制定了各自的 RA 诊治指南。在近 10 年间，RA 的指南基本每 3 年更新一次，这一方面反映了 RA 治疗理念的不断更新，另一方面也反映出 RA 创新药物的不断涌现。

一、ACR 指南核心内容与修订更新要点

最早的 RA 诊治指南可以追溯到 1996 年 ACR 发布的 RA 治疗指南[73] 和药物治疗监测指南[74]。该指南指出，RA 的最佳治疗策略为早期诊断并尽早使用有效治疗药物以减少发生不可逆关节损害的可能性，这些原则是建立在正确诊断的前提下。RA 的治疗目标为使 RA 达到完全缓解，具体目标为：无活动性炎症性关节痛、无关节晨僵、无疲劳感、关节检查无滑膜炎表现、后续放射线检查关节病变无进展或无关节破坏、血沉和 C 反应蛋白正常。对于确诊 RA 的患者应首先进行患者教育与物理治疗，同时使用 NSAIDs 治疗，可以考虑联合局部或口服小剂量糖皮质激素（≤10mg 泼尼松或等效剂量的其他糖皮质激素）。NSAIDs 治疗无效且病情处于持续活动状态者，再开始使用 DMARDs。但是指南也明确指出，使用 DMARDs 的时间非常关键，对于所有明确诊断的 RA 患者，经 NSAIDs 治疗后仍有关节痛、明显的晨僵或疲劳、活动性滑膜炎或持续的 ESR 或 CRP 水平升高者，都应在 3 个月内开始使用 DMARDs；有持续存在的滑膜炎和关节检查或影像学证实存在关节破坏的未经过治疗者应立即开始DMARDs 治疗，以防止或减缓关节的进一步破坏。指南还指出，对患者的病情、

药物毒副作用和疗效应定期进行评估，以调整治疗方案。指南共推荐了 7 种合成 DMARDs，包括羟氯喹（HCQ）、柳氮磺吡啶（SSZ）、甲氨蝶呤（MTX）、注射金制剂、口服金制剂、硫唑嘌呤（AZA）和青霉胺。初始治疗时，在这 6 种 DAMRDs 的选用上没有优先性；在治疗时采用单药治疗，仅在难治患者才考虑 DMARDs 联合使用。

2002 年，ACR 对 1996 年的 RA 指南进行了更新[75]。指南将 RA 的治疗目标修改为防治或控制关节破坏、防止功能丧失与止痛。该指南强调了所有 RA 患者应在确诊后 3 个月内使用 DMARDs，虽然也推荐使用 NSAIDs 与局部或口服小剂量糖皮质激素（≤ 10mg 泼尼松或等效剂量的其他糖皮质激素）来控制症状，但是 NSAIDs 已非一线首选的起始治疗药物。对未经过治疗但有持续存在的滑膜炎和关节破坏的患者，应立即开始使用 DAMRDs 治疗，以防止或减缓关节的继续破坏、改善关节功能、改善 RA 的远期预后，降低 RA 致残率。除 1996 年的治疗药物外，指南中增加了另外五种药物：来氟米特（LEF）、依那西普、英夫利昔单抗、米诺环素、环孢素，并增加了葡萄球菌蛋白 A 免疫吸附这一治疗方法；由于一些有关生物制剂的临床研究结果的发表，该指南首次将生物制剂列入其中，但是对生物制剂在 RA 治疗中的地位并没有明确说明。

2008 年，ACR 再次对 2002 年的 RA 诊治指南进行了修订[76]。此次指南的修订采用了更科学的方法，制订方式也从专家共识调整为基于循证医学证据的推荐条目；在指南的内容上，主要在以下内容上进行了更新：

（1）在确诊 RA 的前提下，需根据病程、疾病活动度和预后不良因素进行分层治疗。

（2）将 RA 患者的病程分为＜ 6 个月、6 ～ 24 个月和＞ 24 个月进行分层推荐。

（3）在疾病评估方面，首次引入了疾病活动性评分（disease activity score，DAS）、简化的疾病活动指数（simplified disease activity index，

SDAI）、临床疾病活动指数（clinical disease activity index，CDAI）、患者活动评分（patient activity scale，PAS）等评估体系，提出了疾病活动度的判断标准；根据这些评估体系将 RA 患者的病情分为高、中和低疾病活动度。

（4）强调对 RA 患者应定期随访以评估疾病活动度并及时调整治疗；但因缺少证据，故没有给出具体的随访时间间隔。

（5）将治疗 RA 的药物分为非生物制剂与生物制剂，纳入指南的非生物制剂包括 HCQ、LEF、MTX、SSZ、米诺环素；生物制剂包括阿巴西普、阿达木单抗、依那西普、英夫利昔单抗和利妥昔单抗。

（6）首次提出应根据病程、疾病活动度及有无预后不良因素来选择非生物制剂的单药、两种药物和三种药物的联合治疗方案；首次提出 DMARDs 的二联治疗方案。推荐 MTX+HCQ 用于中高疾病活动度的 RA 患者，无论疾病病程如何与是否存在预后不良因素；亦推荐用于病程长但低疾病活动度患者；推荐 MTX+LEF 用于病程在 6 个月以上的高疾病活动度者；推荐 MTX+SSZ 联合治疗用于所有高疾病活动度和存在预后不良因素的患者；推荐 HCQ+SSZ 用于病程在 6 ～ 24 个月的高疾病活动度但无预后不良因素者。MTX+HCQ+SSZ 三联治疗用于所有存在预后不良因素的中高疾病活动度者。

（7）指南推荐 TNF-α 抑制剂联合 MTX 用于早期 RA、从未使用过 csDMARDs 治疗及存在预后不良因素的高疾病活动度患者；亦可用于 MTX 疗效不佳的中、长病程患者；且三种 TNF-α 抑制剂之间可以互换。

（8）对 MTX 联合 csDMARDs 治疗疗效不佳且伴有预后不良因素者，可以考虑使用阿巴西普或利妥昔单抗来治疗。

2009 年在丹麦召开的 EULAR 年会上，首次根据大量的临床研究证据提出了 RA "达标治疗"和"严密监测"的概念。达标治疗即 RA 的治疗目标为达到疾病的缓解或低疾病活动度，缓解是治疗的首选目标；如果不能达到疾病缓解，其次的治疗目标为低疾病活动度。2010 年后，由于 RA 研究的快速发展，

ACR 和 EULAR 均决定根据循证医学证据的更新，每 3 ～ 4 年进行一次指南更新，以及时反映领域的新进展。

2012 年，ACR 对 2008 年的指南进行了更新[77]。此次更新中纳入了常用的 5 种 DMARDs 药物和 8 种生物制剂；而 AZA、环孢素、金制剂和阿那白滞素因临床很少使用和没有新的研究证据而没有纳入到推荐中。该指南新纳入了 3 种生物制剂，并首次纳入了 IL-6 抑制剂。2012 年 ACR 指南更新主要涉及以下 7 个方面：

（1）简化病程分期为早期 RA（≤ 6 个月）和非早期 RA（＞ 6 个月）。

（2）阐述了 DMARDs 和生物制剂的适应证：对 MTX 或 MTX 联合 csDMARDs 治疗 3 个月病情仍处于中、高疾病活动度的患者，应加用非 MTX 的其他 csDMARDs 或转换为其他非 MTX 外的 DMARDs。

（3）由 csDMARDs 转换为生物制剂的适应证：在经 MTX 单药或 csDMARDs 联合治疗 3 个月后，病情仍处于中、高疾病活动度的患者，可以加用或转换为生物制剂治疗，如 TNF-α 抑制剂、阿巴西普或利妥昔单抗。

（4）生物制剂治疗之间的转换：在经 TNF-α 抑制剂治疗 3 个月后疾病仍处于中、高疾病活动度的患者，可以转换为另一种 TNF-α 抑制剂或其他非 TNF-α 抑制剂的生物制剂。

（5）高风险患者使用生物制剂推荐：对肝功能较差、未经治疗的慢性乙型肝炎患者，不推荐使用生物制剂；但丙型肝炎感染患者可以使用依那西普；患恶性肿瘤 5 年以上的患者可以使用生物制剂；对心脏功能为 Ⅲ 或 Ⅳ 级，以及心脏射血分数在 50% 以下的患者，不建议使用生物制剂。

（6）使用生物制剂前的结核感染筛查：对所有拟使用生物制剂的患者，无论患者是否存在潜伏结核感染的危险因素，都应该进行筛查，以发现潜在结核感染。

（7）疫苗的接种应在使用 csDMARDs 或生物制剂之前进行；对于正在使

用 csDMARDs 或生物制剂的患者，仅可接种灭活或基因重组疫苗。

2015 年，ACR 对 2012 年的指南进行了更新。新指南[70]最重要的是对指南制定的方法学进行了更新。2015 年版指南采用了最新的指南制定方法，即通过 PICO（指南面向患者群体、干预措施、对照药物、转归与结局）方法针对临床密切相关的场景提出相关的临床问题，更密切结合临床实际情况、解决临床的重要问题，使指南更具有针对性。在证据引用上引入了证据分级的 GRADE 方法，推荐有等级区别，使指南更客观。指南延续了之前的 RA 达标治疗策略，在以下内容上进行了更新：

（1）按照病程（早期、非早期）以及疾病活动度来分层。

（2）首先推荐 DMARDs 单药治疗；单药治疗未达到治疗目标者采用 csDMARDs 联合治疗、或 TNF-α 抑制剂单用或联合 MTX、或非 TNF-α 抑制剂类生物制剂联合或不联合 MTX 治疗。

（3）糖皮质激素在出现 RA 疾病复发时可低剂量、短疗程使用，待疾病缓解后逐渐减停。

（4）如果患者经至少一种 TNF-α 抑制剂或非 TNF-α 抑制剂治疗后病情仍处于中、高疾病活动度，可更换为另一种 TNF-α 抑制剂或非 TNF-α 抑制剂治疗。

（5）对于活动性乙型肝炎感染且经过抗肝炎病毒治疗的患者，其药物选择与无乙型肝炎感染者相同。

（6）对于慢性心功能衰竭的患者，优选非 TNF-α 抑制剂外的生物治疗或托法替布、或 csDMARDs 联合治疗。

（7）对于既往发生过严重感染的患者，推荐选用 csDMARDs 联合使用或阿巴西普，而非 TNF-α 抑制剂。

二、EULAR 指南核心内容与修订更新要点

2010 年 6 月，EULAR 制定了首个 RA 治疗指南[78]，首次将"达标治疗"和"严密监测"的理念纳入诊疗指南；同时，也在这个指南中首次提出 MTX 是治疗 RA 的"锚定药物"的概念。除了贯彻"RA 一旦诊断明确应立即开始使用 DMARDs 来治疗，以期尽快达到治疗目标"的治疗策略外，2010 年 EULAR 指南还强调了以下几方面的内容：

（1）明确了糖皮质激素在治疗 RA 中作为"桥"治疗的地位，应小剂量、短疗程使用。

（2）指南纳入了 9 种生物制剂，包括 5 种 TNF-α 抑制剂（阿达木单抗、依那西普、戈利木单抗、英夫利昔单抗、培塞利珠单抗）、阿巴西普、阿那白滞素、IL-6 单抗（托珠单抗）和利妥昔单抗，提出了使用生物制剂的时机与适应证。

（3）首次提出 csDMARDs 与糖皮质激素的减药原则：即在持续达标的患者，应首先减停糖皮质激素，再谨慎考虑 csDMARDs 减量。

（4）首次提出生物制剂的减药和停药策略：即对疾病持续缓解的患者，在同时合用糖皮质激素的患者，应首先减停糖皮质激素，再考虑减停生物制剂。

（5）鉴于临床疗效证据不足，在 RA 的治疗中不推荐 D 青霉胺、米诺环素、口服金制剂、他克莫司和苯丁酸氮芥。环孢素、AZA 和环磷酰胺仅用于不能耐受其他 csDMARDs、有生物制剂使用禁忌证的难治性 RA 患者。

（6）首次提出在调整治疗方案时，除疾病活动度外，尚需考虑关节结构破坏进展情况、共患疾病和安全性因素。

（7）参考真实世界的治疗经验提出相关的药物经济学问题。

2013 年，EULAR 对 2010 年的指南进行了更新[79]。2013 版指南首次纳入了生物类似物，同时引入了合成靶向 DMARDs 的概念——JAK 抑制剂，并将当时上市的 JAK 抑制剂托法替布纳入指南。指南除强调一旦确诊 RA 就应立即

开始 DMARDs 治疗、对于每个 RA 患者的治疗目标是缓解或低疾病活动度外，还针对以下几方面进行了更新：

（1）首次根据严密监测的原则提出对 RA 患者的随访间隔，即在未达到治疗目标的患者，应每 1 ～ 3 个月随访一次，如果治疗 3 个月后病情没有改善或治疗 6 个月后仍没有达到治疗目标者，则应该调整治疗。

（2）糖皮质激素可以作为起始治疗的选择药物，但应小剂量、短疗程治疗。

（3）生物制剂的使用关口提前：对 MTX 疗效不佳者可合并使用生物制剂；或在第一个 DMARDs 治疗没有达到治疗目标时，有预后不良因素的患者就可以考虑加用生物制剂。

（4）将 IL-6 抑制剂和 CTLA-4 抑制剂提升至与 TNF-α 抑制剂相同的地位。

（5）合成小分子靶向药物托法替布应在生物制剂治疗无效后再使用。

2016 年，EULAR 对 2013 年的指南进行了更新[80]，在继续坚持 RA 治疗以风湿免疫科医生为主、重视个体化治疗的基础上，提出治疗方案要全面评估患者的医疗条件和治疗费用等因素。在纳入的药物中增加了另外一种作用在 JAK 通路的小分子靶向合成 DMARDs——巴瑞替尼。2016 年的指南在以下方面进行了更新：

（1）RA 的治疗决策是根据疾病的活动度和其他因素如关节结构破坏的进展情况、共患疾病和安全性来综合做出。

（2）对于有预后不良因素的患者，经第一个 csDMARDs 治疗没有达到治疗目标时，可以加用生物制剂或合成小分子靶向治疗药物；虽然首次将生物制剂与合成小分子靶向药物放在同一推荐水平上，但还是指出最常选用的是生物制剂。

（3）提出生物制剂和合成小分子靶向药物应与 csDMARDs 联合使用，在不能使用 csDMARDs 时，建议优先选用 IL-6 抑制剂或合成小分子靶向药物，而非 TNF-α 抑制剂。

（4）明确了糖皮质激素可以作为联合治疗的一部分与 csDMARDs 联合使用，同时强调糖皮质激素使用的短疗程，但未强调低剂量，亦未给出具体剂量。

（5）同时增加了在调整 DMARDs 时亦可考虑联合使用糖皮质激素，这与 2015 版 ACR 指南一致。

（6）虽然仍强调生物制剂和小分子合成靶向药物需要与 csDMARDs 联合使用，但是也提出了对不能使用 csDMARDs 的患者，建议单用以 IL-6 为靶向的生物制剂或小分子合成靶向 DMARDs——JAK 抑制剂托法替布或巴瑞替尼。

（7）强调应将 MTX 的剂量增加到 20 ～ 30mg/ 周。

2019 年，EULAR 根据 2016—2019 年间新上市的药物与新的研究证据，对 2016 版指南进行了更新。新指南纳入了 5 种不同的 JAK 抑制剂，将原来的总原则从 4 条增加为 5 条，增加了在患者的一生中需要用到多种作用机制不同的药物，强调了 RA 需要终生治疗，且需要调整药物以达到长期达标的目标。在 2019 年的指南中仅对 3 条具体推荐进行了小幅修改，如在使用首个 csDMARDs 之后没有达到治疗目标的、存在预后不良因素的患者，应加用生物制剂或小分子靶向药物，明确在这种情况下使用强化治疗的必要性；鉴于有更多的有关 JAK 抑制剂的疗效与安全性研究结果证明，JAK 抑制剂与生物制剂具有相似的临床疗效与安全性，首次将生物制剂与小分子合成靶向药物放在完全一致的地位，即对使用首个 csDMARDs 之后没有达到治疗目标且存在预后不良因素的患者，去掉"在临床中最常选用生物制剂"的补充说明。临床使用生物制剂与小分子合成靶向药物治疗时，应考虑禁忌证、患者的偏好以及治疗花费。

第三篇

类风湿关节炎的
流行病学与疾病负担

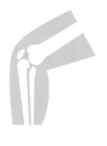

第一章　国际类风湿关节炎的流行病学特征

RA 的全球发病率从 0.5 ～ 1% 不等[2]。不同国家的 RA 发病率差异较大，欧美地区发病率较高，而非洲地区则较低[81]。RA 的发病率也存在地域和城乡差异，北半球地区从北到南的发病率呈明显下降趋势，农村地区的发病率低于城市[2,82]，在一些美洲原住民中 RA 的患病率可高达 6.8%[2]。2013 年的研究显示，全球 RA 患病人数达 1700 万[83]。近年来的研究表明，RA 发病率随时间变化的趋势并不明显，但 RA 患病率有所上升，且致残率始终处于较高水平[84]。

在美洲，2004—2014 年间，美国的 RA 患病率维持在 0.41% ～ 0.52% 之间，年龄校正后的 RA 患病率为 0.53% ～ 0.55%，其中男性为 0.29% ～ 0.31%，女性为 0.73% ～ 0.78%，女性患病率随年龄增加而增加，但男性患病率相对稳定[85]。2007—2016 年间加拿大的 RA 患病率维持在 1.01% ～ 1.15%[86]。2009 年古巴的 RA 患病率为 1.2%，且女性患病率显著高于男性，男性和女性的患病率分别为 0.4% 和 1.7%；2011 年墨西哥地区的 RA 患病率为 1.6%，男性和女性的患病率分别为 0.85% 和 2.09%[85]。

在欧洲，北欧地区的 RA 患病率普遍高于南欧。芬兰（1993 年）、瑞典（2011 年）和挪威（2000 年）的 RA 患病率分别为 0.80%（男性 0.61%，女性 1.0%）、0.77%（男性 0.43%，女性 1.11%）和 0.43%（男性 0.27%，女性 0.58%）；英国（2002 年）和法国（2001 年）经年龄校正后的 RA 患病率分别为 0.81%（男性 0.44%，女性 1.16%）和 0.31%（男性 0.09%，女性 0.51%）；德国地区的 RA 患病率从 2009 年的 0.87% 上升到 2015 年的 1.08%，女性患病率是男性的 2.5 倍，患病率随年龄增长而增加，患病高峰为 75 ～ 79 岁[87]。其他欧洲国家中，西班牙、意大利、希腊和土耳其的 RA 患病率分别为 0.5%、0.33%、0.68% 和 0.38%[85]。

在亚洲，RA 的患病率低于欧美地区，其中巴基斯坦的患病率最高，达 0.55%[88]。日本经年龄校正后的 RA 患病率为 0.17%，男女患病率之比约为 1 ：2。在过去的 10 多年中，日本 RA 的发病年龄显著增加，这可能与日本人口的老龄化有关[89]。

第二章　国际类风湿关节炎的疾病负担

　　RA 是一种终身性自身免疫性疾病，致残率高。RA 的药物治疗花费和残疾相关支出给全球带来了巨大的经济负担。全球的统计结果显示，80% 的 RA 患者在发病 12 年后出现部分残疾，16% 的患者出现完全残疾[90]。全球疾病负担研究显示，RA 的疾病负担在所有风湿性疾病中排名第一，其全球的疾病负担为 349（95% CI: 266 ～ 441）万伤残调整生命年（disability adjusted life years，DALYs），其中女性占 72%。2017 年同 2007 年相比，RA 的疾病负担增加了 29.3%（95% CI: 26.0% ～ 32.1%）[91]。

　　2015 年全球用于治疗 RA 的药物花费高达 214 亿美元[92]。据报道，美国 RA 的直接医疗花费约为 12509 美元 / 人 / 年，在接受生物制剂治疗的患者中则高达 36053 美元 / 人 / 年[93]；RA 的直接花费包括药费、住院费用、门诊费用及使用其他医疗辅助设备的费用；间接成本包括收入损失、看护者的生产力损失，以及因疼痛、抑郁和焦虑而产生的生活质量下降等无形成本[94]。欧洲地区 RA 的年均经济负担达 453 亿欧元[95]。在亚洲地区，日本 RA 患者 6 个月内的医疗支出为 76362 日元（折合人民币 5043 元），门诊、住院和药物花费分别占 49.4%、24.4% 和 25.7%，若患者合并抑郁症，则支出估计将增加至 116068 日元（折合人民币约 7642 元）[96]。

第四篇

我国类风湿关节炎
疾病现状与存在的问题

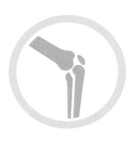

第一章　我国类风湿关节炎的
流行病学特征与趋势

我国 RA 的流行病学有其自身特征，主要呈现"四多"的特点，即患病多（患者人数多）、病程长（延误诊治多）、中重度患者多（病情重者多）和并存疾病多（出现合并症者多），这些都给 RA 的防治与改善远期预后带来了巨大挑战。

1983 年首次报道了我国 RA 的患病率为 0.3%[97]。2013 年，曾小峰等对我国 RA 的疾病负担与生存质量进行了系统分析，研究结果显示我国 RA 的患病率为 14.7/10 万[98]，约 0.42%（95% CI：0.39% ～ 0.45%），按此计算，我国每年将新增 RA 患者约 19 万人，我国的 RA 患者人群达 500 万[98]。我国女性的 RA 患病率（0.44%）明显高于男性（0.21%）[98]，男女患病率之比或可高达 1：4[99, 100]。RA 在任何年龄阶段均可发病，高峰年龄在 50 岁，女性 RA 患病率随着年龄增长而上升，中老年（> 46 岁）女性患病率较高，但未发现男性的患病率有随年龄而增加的趋势[21, 88]。

我国不同城市 RA 的患病率也存在一定差异，具体见表 4-1-1（注：由于不同城市不同研究时间间隔较久，横向比较可能存在一定偏差）。但我国南方 RA 的患病率低于北方，且无显著城乡差异[98]。2012 年北京市 RA 的发病率为 0.41%，其中男女发病率之比约为 1:6（0.08%：0.46%）[88]，据此计算，仅北京地区每年将新增 RA 患者约 8 万人。

表 4-1-1　我国城市、地区不同年份 RA 的患病率

城市 / 地区	研究时间	患病率
中国各大主要城市 [81]	1980—2006	0.2% ～ 0.93%
北京 [101]	1987	0.34%
山东 [102]	1996	0.40%
上海 [103]	2000	0.28%
广西 [104]	2007	0.27% ～ 0.28%
重庆 [105]	2018	0.79%
甘肃 [106]	2018	0.73%

我国 CRDC 启动的中国类风湿关节炎直报项目 CREDIT，对 2016 年 11 月至 2017 年 5 月间全国注册 RA 患者的数据进行了分析[107]。结果显示，我国 RA 患者的平均发病年龄为 46.15 ± 14.72 岁，中位病程时间为 3.86 年；横断面的疾病缓解率分别为 14.88%（DAS28-CRP ≤ 2.6）、4.23%（CDAI ≤ 2.8），如果按照更严格的评价标准，则横断面的疾病缓解率仅为 4.27%（2011 ACR/EULAR 缓解标准），与发达国家 20%（CDAI ≤ 2.8）左右的缓解率存在较大差距，详见表 4-1-2。在未经 csDMARDs 或 bDMARDs 治疗的患者中，分别有 38.84% 和 38.11% 的患者处于中度疾病活动度（3.2 < DAS28-CRP ≤ 5.1）和高疾病活动度（DAS28-CRP > 5.1）。对截止至 2017 年 8 月的注册数据进行分析[100]，发现约有 4.2% 的 RA 患者存在合并症，其中 2.2% 的患者合并心血管疾病，1.7% 的患者合并脆性骨折（作者注：即由骨质疏松引起的骨折，常见骨折部位为椎体、髋关节、桡骨远端），0.6% 的患者合并恶性肿瘤。

表 4-1-2　中美 RA 疾病缓解率比较

国家	中国[107]	美国[108]
研究队列	CREDIT	CORRONA
评价标准	CDAI ≤ 2.8	CDAI ≤ 2.8
病程时长	3.86 年（中位数）	≤ 5 年
缓解率	4.23%	21.3%

　　上述数据表明，中国的 RA 患者往往病情活动度更高，病情更严重，疾病控制更差，同时合并症更多，符合"四多"的特点，这些都给我国 RA 的诊治与防控带来了巨大的挑战。同时，我们也注意到，中国还缺少对 RA 的大型流行病学调查和疾病负担研究，目前有关 RA 的发病率、患病率等只有区域性数据，缺乏全国范围的相关资料，这也给制定 RA 的防控策略带来了很大的困难。

第二章　我国类风湿关节炎的疾病负担

根据 2006 年第 2 次全国残疾人抽样调查结果，关节病目前仍是造成我国人群肢体残疾的主要原因之一，而在这些关节病中 RA 的致残率高居首位[109]。目前我国尚缺乏统一的 RA 患者致残评估标准，若将致残定义为存在关节畸形伴功能障碍，那么我国 RA 患者的 5 年致残率可高达 43.48%[110]，详见表 4-2-1。全球疾病负担研究显示 RA 在中国的疾病负担为 67.9（95% CI: 266 ～ 441）万 DALYs，其中女性占 73%。同 1990 年相比，中国 RA 的疾病负担增加了 14%[91]。

表 4-2-1　我国 RA 患者致残率

RA 病程	致残率
＜ 1 年	5.41%
1 ～ 5 年	18.63%
5 ～ 10 年	43.48%
10 ～ 15 年	48.08%
≥ 15 年	61.25%

此外，部分 RA 患者"因病致穷，因残致贫"的情况不仅加重了 RA 患者的疾病负担，也加重了我国的经济负担，对我国的公众健康水平也造成了很大影响。我国因 RA 致残的患者人数庞大，2006 年第 2 次全国残疾人抽样调查结果显示，我国因关节病致残的人数远高于脊髓灰质炎、脑瘫、工伤以及交通事故等其他原因致残的人数[109]。需要特别指出的是，据 CREDIT 研究报道，我国 RA 患者的平均发病年龄和确诊年龄分别为 46.15 岁和 48.68 岁[107]，恰在中年，

而中年人群往往是创造家庭与社会财富的主体，一旦致残，不仅个人劳动能力丧失、生活质量下降，还给家庭和社会带来巨大的经济负担，其实质危害远大于某些致死性疾病。

由于庞大的患者数量和显著的致残率，RA 给我国造成了巨大的疾病负担[111]。我国 RA 的人均 DALYs 为 4.92 年，其中男性为 4.28 年，女性为 5.01 年；若不纳入 DALYs 损失造成的经济负担，RA 患者的年经济负担为 0.72 亿元，人均年经济负担为 1250.45 元，其中直接和间接经济负担分别为 1038.49 元和 211.96 元。若考虑 DALYs 损失造成的经济负担，则总的年经济负担和人均年经济负担分别为 9.02 亿元和 15717.91 元[112]。RA 患者的人均门诊药物花费为 8018±17238 元，其中传统 DMARDs（csDMARDs）、生物制剂（bDMARDs）、非甾体抗炎药（NSAIDs）、植物药和糖皮质激素产生的费用分别占总药物花费的 20%、49%、4%、22% 和 1%[113]。

2010 年美国风湿病学会（ACR）与欧洲抗风湿病联盟（EULAR）共同对 1987 年 ACR 制定的 RA 分类（诊断）标准进行了更新，此标准更新的目的是增加对早期 RA 诊断的敏感性，使一些处于病情早期的 RA 患者能被诊断，以期尽早开始治疗，尽可能早地延缓或制止疾病进展，减少残疾。这个标准在临床上的广泛使用可以使一些按照既往分类标准不能诊断为 RA 的早期 RA 患者也得以诊断，因此我国 RA 患者的总数也相应增加；疗效显著但价格昂贵的生物制剂和小分子靶向药物等新药的不断涌现，使用这些药物的 RA 人数逐渐增多；早期治疗、达标治疗等治疗理念的改变，使得患者药物治疗的时间延长；以上这些因素都使 RA 的治疗花费显著上升。但从另一个方面来说，早期诊断、达标治疗能够改善患者的病情、减缓疾病的进展，显著降低致残率，从而大幅减轻 RA 对患者生产力、身心健康和生活质量的影响，这些因素反过来会减少疾病的整体负担，但这些因素对医疗花费造成的净影响尚需进行长期的研究才能得出最终结论。

第三章 我国类风湿关节炎患者的临床特征

我国 RA 患者呈现出的"四多"特征，给 RA 的防治与远期预后改善工作带来了巨大挑战。

根据截止至 2019 年 10 月 31 日的 CREDIT 最新资料，来自全国 416 家临床中心 53 559 例 RA 患者的数据显示，我国 RA 患者从出现疾病症状至明确诊断的平均间隔时间在 2 年以上，说明大多数患者没有得到及时和早期诊断；从横断面疾病活动度分布数据来看，我国 34.82% 的 RA 患者为中度疾病活动，47.18% 的患者为重度疾病活动；从合并疾病来看，我国 RA 患者合并肺间质病变者占 10.32%，1.97% 的患者发生脆性骨折，合并心脑血管病者占 3.04%，合并肿瘤者占 0.83%；合并其他疾病者占 4.23%，"四多"特征明显。CREDIT 数据库中患者的人口学资料、疾病特征、合并症、治疗和不良反应数据见表 4-3-1。

表 4-3-1　中国类风湿关节炎患者临床特征

	2019 年	2017 年
基本信息		
人数	53559	22513
年龄（岁）	51.83 ± 13.94	52.34 ± 13.97
女性比例	79.76%	79.71%
发病年龄（岁）	45.47 ± 14.44	45.63 ± 14.48
确诊年龄（岁）	47.56 ± 14.51	47.98 ± 14.51
病程（月）	42.0（12.0 ～ 115.0）	48.0（14.0 ～ 120.0）

续表

	2019 年	2017 年
危险因素		
BMI > 25 kg/m²	24.01%	19.54%
吸烟史（+）	14.22%	13.27%
家族史（+）	4.77%	3.62%
病情评估		
TJC	5（1～13）	6（1～14）
SJC	4（1～12）	5（1～12）
晨僵 > 30 分钟	66.76%	69.35%
RF/ 抗 CCP 抗体（+）阳性率	85.03%	83.05%
ESR	32.0（16.0～58.0）	33.0（17.0～58.0）
CRP	9.53（3.02～27.20）	10.10（3.19～29.20）
VAS	5.09 ± 2.39	5.32 ± 2.40
PhGA	4.94 ± 2.33	5.08 ± 2.35
PtGA	5.06 ± 2.34	5.27 ± 2.33
HAQ	0.83 ± 1.24	0.92 ± 1.51
疾病活动度		
缓解	10.82%（DAS28-ESR）	9.5%（DAS28-ESR）
	15.6%（DAS28-CRP）	13.86%（DAS28-CRP）
	4.95%（SDAI）	4.31%（SDAI）
	4.98%（CDAI）	4.33%（CDAI）
低活动度	7.18%（DAS28-ESR）	6.83%（DAS28-ESR）
	10.09%（DAS28-CRP）	9.64%（DAS28-CRP）
	14.41%（SDAI）	11.88%（SDAI）
	15.04%（CDAI）	12.33%（CDAI）
中活动度	34.82%（DAS28-ESR）	34.68%（DAS28-ESR）
	39.28%（DAS28-CRP）	40.27%（DAS28-CRP）
	33.48%（SDAI）	33.19%（SDAI）
	29.82%（CDAI）	29.31%（CDAI）

	2019 年	2017 年
高活动度	47.18%（DAS28-ESR）	48.99%（DAS28-ESR）
	35.03%（DAS28-CRP）	36.23%（DAS28-CRP）
	47.17%（SDAI）	50.62%（SDAI）
	50.16%（CDAI）	54.03%（CDAI）
合并症		
冠心病	2.05%	1.88%
脑卒中	0.99%	0.92%
脆性骨折	1.97%	1.70%
关节置换术	1.31%	0.90%
肿瘤	0.83%	0.60%
肺间质病变	10.32%	21.98%
其他合并症	4.23%	1.12%
预后不良因素		
中高疾病活动度	86.01%	87.75%
高 CRP 或 ESR 水平	85.54%	84.15%
RF/ 抗 CCP 抗体（＋）	85.03%	83.05%
早期关节损害	2.71%	2.90%
多处关节肿胀	60.76%	62.05%
无预后不良因素	673（1.26%）	382（1.70%）
仅有 1 项预后不良因素	2760（5.15%）	1038（4.61%）
有 2 项预后不良因素	8459（15.79%）	3667（16.29%）
有 3 项预后不良因素	15 821（29.54%）	6456（28.68%）
有 4 项预后不良因素	24 956（46.6%）	10 571（46.96%）
有 5 项预后不良因素	890（1.66%）	399（1.77%）

说明：2019 年 CREDIT 数据为截止至 2019 年 10 月 31 日的数据，尚未发表；2017 年数据主要来源于 CREDIT Ⅰ [107] 和 CREDIT Ⅱ研究 [100]

2019 年 CREDIT 的数据显示，我国 RA 患者的年龄、性别、病程、病情等流行病学特征与 2017 年基本相似。

值得注意的是，在 53 559 例注册患者中，仅有 1.26%（n=673）的患者无任何预后不良因素，绝大多数患者存在 3 ～ 4 项预后不良因素，占 76.14%（n=40777）。

第四章　我国类风湿关节炎的疾病认知度

目前我国仍存在风湿免疫病专业知识普及程度低的问题，导致无论是专业医务工作者，还是公众、患者对 RA 的认知度都非常低。

一、公众与患者对类风湿关节炎的认知度低

RA 虽被称为"不死的癌症"，但由于其病程迁延、患者存活时间长、致死率不及癌症高，因此广大民众和患者对 RA 的认识与重视程度都远远不及恶性肿瘤，也不及一些常见的慢性疾病如高血压、心脑血管意外等。

首先，大众对 RA 的疾病特征认知不足。由于有关 RA 疾病知识的科普教育材料很少，再加上大众获取 RA 疾病知识的渠道匮乏，造成广大民众对 RA 的整体认知度偏低，对 RA 的诊治与防控了解甚少，这也是造成 RA 误诊误治的主要原因之一。一项研究显示，公众主要通过亲朋好友（35.8%）、药物广告（25.3%）及互联网（18.8%）获取 RA 的疾病相关知识；据我国一项 RA 认知调查显示，超过 50% 的民众不能区分 RA 和风湿性关节炎，近 90% 的民众不知道 RA 的正确就诊科室[114]，大部分 RA 患者的首诊科室为骨科（32%）和综合内科（24.9%），首次就诊风湿免疫科的患者仅占 23.2%[109, 115]。由于患者对疾病的认知度低、就诊科室错误，导致我国 RA 患者从出现症状到确诊多有 6 个月以上的延迟[116]。一项在甘肃地区的调查发现，仅有 46.31% 的 RA 患者能在早期（病程≤ 6 个月）被确诊，22.13% 在中期（6 个月＜病程＜ 2 年）被确诊，而有超过 30% 的 RA 患者是在发病 2 年之后才被确诊[117]。

其次，患者对 RA 规范治疗的重要性认知不足。部分患者痴迷于"偏方、秘方"、"除根"治疗，在疾病早期未能得到正规治疗，错过了治疗的最佳时机，导致疾病进展至晚期，甚至出现了致残才开始正规治疗，造成我国 RA 患者的残疾率高；部分患者不了解 RA 需要长期规范治疗，也不了解长期规范治疗对控制疾病发展与改善长远预后、避免残疾的重要性，往往摇摆于规范治疗与间断治疗之间，一旦症状缓解就自行停药，导致疾病循环往复，逐渐加重；更有部分患者偏信谬论，误认为 RA 是不治之症而自暴自弃，仅服用止痛药或糖皮质激素来止痛，最终导致严重的不良预后。北京地区的一项研究表明，未使用或未规范使用 DMARDs（≥ 6 个月）的 RA 患者比例高达 56%，其中部分 RA 患者滥用糖皮质激素或采用民间偏方治疗[116]。

据我国一项有 21 个中心参与的调查统计显示，35.2% 的 RA 患者因疾病导致工作能力障碍，更有部分患者因病更换或停止工作，且以体力劳动者、低学历者更为突出[118]，而这部分患者对 RA 的认知度更低，更难进行 RA 的规范治疗与监测。

因此，有必要针对广大民众和患者开展 RA 的宣传教育和科普工作，提升全民，尤其是患者对 RA 的认知，促进 RA 的早期诊断、规范治疗与定期监测。

二、医务人员对类风湿关节炎的认知度低

由于我国风湿免疫病学科建设起步较晚，因此一些临床一线医务工作者，尤其是基层医务人员，对 RA 的临床特点、临床诊断、治疗用药、疗效评估、预防管理等多个方面都存在认知滞后。

我国风湿免疫病学科是内科学系中成立最晚的专科之一，普及率较低，再加上各医疗机构对风湿免疫科的重视程度不够，许多医院，尤其是基层医院尚未设立风湿免疫病专科，风湿免疫病专业从业人员严重短缺。由于风湿免疫病

专业知识普及有限，许多基层医务工作者尚不能区分 RA 与风湿性关节炎，对 RA 早期诊断认识不足，加之无法进行 RA 相关实验室检查，致使 RA 误诊漏诊现象严重，尤其是早期 RA 得不到及时诊断，错过了最佳治疗时间。CREDIT 数据显示，我国 RA 患者从出现症状至确诊的平均时间是 2.5 年，而控制 RA 的最佳治疗时间窗为发病后的 6 个月至 1 年之内，这也在一定程度上导致了我国 RA 患者在确诊时病情多处于中 / 高疾病活动度，是疾病控制困难、治疗达标率低的重要原因。

此外，我国风湿病专业从业人员的专业水平参差不齐，对 RA 达标治疗的理念认识不足，因此不能很好地贯彻与执行 RA 的规范治疗原则，这主要体现在治疗用药的使用和疾病监测等方面。目前的 RA 用药不规范主要表现为"两高两低"："两高"指的是 NSAIDs 和糖皮质激素使用率高；"两低"指的是甲氨蝶呤和生物制剂的使用率低。据 CREDIT 数据显示，我国有 69.7% 的 RA 患者长期（≥ 6 个月）服用糖皮质激素，25.3% 的 RA 患者服用糖皮质激素的起始剂量或维持剂量超过 10mg/d 泼尼松或等效剂量，11.3% 的 RA 患者仅使用糖皮质激素单药治疗 [119]。甲氨蝶呤作为治疗 RA 的锚定药，其在欧美国家 RA 患者中的平均使用率为 83%，而我国的使用率仅为 50% 左右 [100]。对北京地区 RA 患者 DMARDs 规范应用情况的调查显示，在已经接受治疗的 RA 患者中，39% 从未使用过 DMARDs，18% 存在用药不规范，表现为剂量较小或应用时间小于 3 个月。在规范接受 DMARDs 治疗的患者中，40% 的患者接受过 2 种 DMARDs，且均在三甲医院就诊 [116]。即使在 2004 年中华医学会风湿病学分会颁布的指南将甲氨蝶呤作为治疗 RA 的首选药 10 年后，一项在甘肃地区的调查结果显示，门诊 RA 患者甲氨蝶呤的使用率仅为 25.0% [117]；即使在有风湿免疫专科的医疗机构，甲氨蝶呤的使用率也仅为 55.9% [100]。除甲氨蝶呤外，另一种治疗 RA 的一线药物柳氮磺吡啶在国际上的平均使用率高达 43%，而我国的使用率仅为 4.4% [120]。此外，由于生物制剂的治疗费用较高，在我国也难以普及，使用率不足 10%，远低于欧美国家[100]；即使患者使用了生物制剂，也存在使用剂量不足、使用时间过短、治疗中对肝肾功能监测不足等不规范情况。

在疾病监测方面，国际上建议对初始治疗和病情处于中 / 高疾病活动度的患者，监测频率应为每月 1 次；对治疗已达标者，建议将其监测频率延长至每 3 ～ 6 个月 1 次。而在实际临床工作中，仅有部分医务人员能够做到对患者进行有效监测，缺乏严密的监测导致治疗不能得到及时调整，造成我国 RA 患者的治疗达标率低；再加上患者对疾病的认知度低，治疗依从性差，很容易出现治疗中断、复发或加重。

RA 患者对达标治疗、严密监控意识淡漠，因此很多患者不能按时随访，对治疗的依从性差，辗转就医现象严重，都导致了我国 RA 患者治疗达标率低的现象。根据截止至 2019 年 10 月 31 日的 CREDIT 数据显示，我国 RA 患者 1、3、6、9 个月的随访率分别为 12.23%、15.74%、8.65% 和 5.75%，而能够坚持随访 1 年及以上的患者仅占所有 RA 患者的 9.26%。

综上所述，在我国普及 RA 的疾病知识，加大对患者进行 RA 达标治疗与长期治疗的宣传力度，树立战胜疾病的信心，同时大力促进风湿免疫病专科发展，加强学科建设；在广大医务工作者，尤其是基层医务人员中普及 RA 的疾病知识，树立早期诊断的理念，贯彻与强化达标治疗、建立适合我国国情的 RA 慢病管理模式与体系，贯彻严密监控的 RA 疾病管理策略，任重而道远。

第五章 我国风湿免疫病专业从业人员状况

由于我国风湿免疫病学科创建时间短，在学科建设方面也较为滞后，因此从事风湿免疫病专科的医务人员数量少。2007 年，中国医师协会风湿免疫疾病专科医师分会进行了第一次全国风湿免疫病专科医师从业人员现状调查[121]，共覆盖了全国 701 家二级及以上医院，涉及 738 个科室，共有 2216 名医师从事风湿免疫疾病的诊治工作，其中 1891 人（85.3%）供职于三级医院，323 人（14.6%）供职于二级医院，其中作为风湿免疫病独立专科的医师共 1267 人，仅占受调查医师的57.2%。风湿免疫病专科医师仅占当年（助理）执业医师总人数的 0.064%。以人均占有量计算，我国每千万人拥有风湿免疫病专科医师 16.7 人，远低于美国 2005 年的 166.7 人。从年龄分布看，我国风湿免疫科专科医师队伍整体呈现年轻化，从业人员主要为 31～45 岁的年轻医师。专科医师学历以本科和硕士学历为主，绝大多数临床工作年限少于 10 年。调查结果还显示，我国地区间专科建设不均衡现象突出，中东部及沿海地区风湿免疫病专科普及率较高，我国风湿免疫科医师主要集中于北京、上海、山东、江苏、广东等地区。截止 2007 年 10 月 1 日，有国内风湿专科学习经历者 1035 人（占 46.7%），有国外风湿专科学习经历者 105 人（占 4.7%），其中既有国内又有国外风湿专科学习经历者 56 人（占 2.5%）。上述结果表明，我国风湿免疫病专科尚属弱小科室，学科设置不全、地区间学科发展不平衡，风湿免疫科专科医师无论从数量上还是质量上都无法满足患者的需求，存在较大缺口。因此，促进风湿免疫科学科建设、加强风湿免疫科专科培训基地建设、扩充风湿免疫病专科医师队伍势在必行。

第六章　我国类风湿关节炎的早期诊断情况

我国 RA 的早期诊断面临着巨大挑战。迄今为止，我国 RA 的漏诊和误诊现象仍比较普遍，尤其在基层医疗机构，RA 概念不清的情况依然普遍；对 RA 患者的长远并发症如心脑血管事件、恶性肿瘤和心理疾病等意识薄弱。尽管我国早期 RA 诊断率呈现逐年上升趋势，但根据 CREDIT 2019 年 10 月 31 日的数据，我国 RA 患者从出现症状到确诊的中位时间间隔为 24 个月。由此可见，我国大多数患者在诊断时即已错过治疗的最佳时间窗。我国早期 RA 诊断率有待提高，早期 RA 分类标准在临床中的使用有待推广、普及。但随着 RA 早期诊断意识的不断加强，我国 RA 早期诊断率也逐年提高（详见表 4-6-1）。

表 4-6-1　我国 RA 从首次发病到确诊时间间隔

年份	2016 年	2017 年	2018 年	2019 年
≤ 3 个月	1310（42.6%）	7930（46.72%）	8780（50.56%）	7149（52.27%）
3 个月<间隔 ≤ 6 个月	329（10.70%）	1536（9.05%）	1533（8.83%）	1161（8.49%）
6 个月<间隔 ≤ 24 个月	632（20.55%）	3682（21.69%）	3689（21.24%）	2817（20.6%）
间隔＞ 24 个月	804（26.15%）	3824（22.53%）	3365（19.38%）	2550（18.64%）

第七章　我国类风湿关节炎的疾病治疗现状及问题

近几十年来，我国 RA 的诊治水平已经取得了巨大进步。但尽管如此，我国在 RA 治疗过程中仍存在一些亟待解决的问题。

一、RA 的规范治疗有待加强

甲氨蝶呤作为 RA 治疗的"锚定药"，按照国际 RA 治疗指南，在无禁忌或不能耐受的 RA 患者，都应将 MTX 作为初始治疗的首选药物；但来自 CREDIT 的数据显示，甲氨蝶呤在我国的使用率仅为 51.6%，而且使用剂量偏低；其他一线治疗药物如柳氮磺吡啶和羟氯喹的使用率也仅为 4% 和 25.92%，远远低于国际水平；bDMARDs 和 tsDMARDs 在我国的使用率也偏低，仅为 8.24% 和 0.7%；不仅如此，药物不规范使用问题也较为突出，如 85.25% 的 RA 患者使用 csDMARDs 时间不足 6 个月；糖皮质激素长疗程使用（＞ 6 个月）者占 11.22%，大剂量使用（＞ 15mg/d）者占所有使用糖皮质激素者的 95.94%、单独使用者占 2.05% 等不规范用药问题在我国也普遍存在（详见表 4-7-1 和表 4-7-2）。

表 4-7-1　我国 RA 患者常用药物使用比例（至 2019 年底，共 107 088 人）

治疗用药	未服用	服用
csDMARDs		
甲氨蝶呤	24 675（48.39%）	26 312（51.61%）
来氟米特	31 135（61.06%）	19 852（38.94%）
羟氯喹	37 772（74.08%）	13 215（25.92%）
柳氮磺吡啶	48 945（96.00%）	2042（4.00%）
bDMARDs		
肿瘤坏死因子抑制剂	47 346（92.86%）	3641（7.14%）
利妥昔单抗	50 983（99.99%）	4（0.01%）
托珠单抗	50 431（98.91%）	556（1.09%）
tsDMARDs		
托法替布	50 631（99.30%）	356（0.70%）
雷公藤多苷	43 401（85.12%）	7586（14.88%）
糖皮质激素	33 772（66.24%）	17 215（33.76%）

表 4-7-2　我国 RA 患者常见用药模式和常见不规范用药问题
（至 2019 年底，共 107 088 人）

常用药物治疗模式	n（%）
MTX 单药治疗	9378（18.39）
csDMARDs 治疗＜ 6 个月	37 092（85.25）
单纯使用糖皮质激素	1046（2.05）
糖皮质激素使用剂量	激素日用量＜ 10mg　146（0.94） 激素日用量 10 ～ 15mg　482（3.12） 激素日用量＞ 15mg　14840（95.94）
糖皮质激素治疗＞ 6 个月	1806（11.22）

二、RA 达标治疗有待贯彻

RA 的达标治疗要求通过积极有效的治疗在 3 ～ 6 个月内使患者达到病情缓解，并且应密切随访，根据病情及时调整治疗方案，使患者长期处于疾病缓解或低疾病活动度状态。绝大多数临床医生和患者尚未形成 RA 达标治疗的理念，在临床实践中亦未贯彻达标治疗的原则。根据 2019 年 12 月 CREDIT 的数据，我国 RA 患者的断面达标率（DAS28 < 3.2 或 CDAI ≤ 10 或 SDAI ≤ 11）仅为 28.65%，与美国（53.3% ～ 63.6%）、澳洲（56.5% ～ 68.7%）、日本（36% ～ 56%）等相比均存在不小的差距，且近半数患者治疗 1 年仍未达标。但是，贯彻达标治疗的策略能够大幅提高 RA 患者的达标率。根据来自 CREDIT 的数据，基线疾病未达标的患者，经过严密监测与积极调整治疗方案，1 年后 RA 患者的达标率可以提高到 67.07%，与国际报道相差很少，这一方面说明在我国贯彻达标治疗确能提高 RA 患者的达标率，改善患者的预后，同时也充分说明，在我国实行 RA 的达标治疗是可行的（详见表 4-7-3）。

表 4-7-3　贯彻达标治疗后，我国 RA 患者的达标率变化

	患者数	达标患者数	达标患者所占比例
基线	53 373	15 291	28.65%
1 个月	2221	1072	48.27%
3 个月	1010	644	63.76%
6 个月	948	601	63.40%
9 个月	1140	723	63.42%
12 个月	905	607	67.07%

（注：表中患者为同时具有治疗后 1、3、6、9、12 个月随访资料的患者）

三、RA 的疾病监测和慢病管理有待完善

我国 RA 患者治疗依从性较低，尚未建立长期规律随访的习惯。CREDIT 数据库资料显示，约有 67.41% 的患者仅有 1 次诊疗数据，大部分患者随访次数 ≤ 3 次，占 95.11%（详见表 4-7-4）。对于多次随访的患者，通常为连续随访后脱访，也有部分患者为间断随访。尽管风湿免疫疾病慢病管理全国护理协作组于 2014 年制定了 RA 患者的慢病管理专家共识，目前临床上仍相对缺乏具有循证医学依据的风湿病慢病管理指导标准和规范化的慢病管理模式，医生在进行疾病监测和患者管理时也面临着资源匮乏和相关政策保障不到位的情况。

表 4-7-4　患者随访次数分布表

随访次数	患者例数	百分比（%）
无随访	36 104	67.41
1 次	9072	16.94
2 次	3888	7.26
3 次	1876	3.50
4 次	1013	1.89
5 次	565	1.05
> 5 次	1041	1.94
合计	53 559	100.00

第八章　我国类风湿关节炎药物经济学研究状况

RA 是一种慢性进展性自身免疫性疾病，一旦确诊，即需要早期开始积极治疗，以延缓病情进展、阻止关节破坏。因此，长期治疗所带来的高昂费用（包括药物本身的花费以及因药物不良反应、治疗疾病的合并症等直接经济损失），因病导致的工作能力丧失等（间接经济损失），以及因患者残疾需家人看护、照料等导致的间接医疗花费，均会给患者和家庭带来沉重的经济负担。不少患者出现因病致贫或因病返贫现象。因此，RA 的治疗不仅要关注药物和治疗方案的疗效，还要关注药物的安全性与可及性，为患者提供疗效好、安全性佳且药物经济学优良的高性价比药物。有必要针对现有或新引入的 RA 治疗方案的经济学价值开展相关评估，为 RA 的临床治疗决策提供关键的证据支持。

RA 的药物经济学研究还将有助于优化医疗政策与医保政策的制定。当今世界上许多国家医疗保险政策的制定、医保用药目录的修订、临床医生的用药选择都会利用药物经济学来指导和评估选择使用那些成本 - 效益高的药物。随着 RA 给家庭以及社会所造成的经济负担越来越受到相关部门的关注，更要求在医保政策制定与临床用药选择的过程中重视药物经济学的价值；大力开展 RA 药物经济学的相关研究，加快相关药物经济学评价研究资料的完善与积累，将 RA 的药物经济学评价研究结果与 RA 防治的卫生决策进行有机结合，为完善医保政策，降低治疗成本，尤其是降低低收入群体的经济负担提供循证依据。

我国的 RA 药物经济学研究起步相对较晚，风湿免疫疾病相关药物经济学研究尤其如此。相对于日益增多的决策支持与卫生技术评估需求，我国的专业卫生技术评估机构或体系仍然不够健全，专业卫生技术人才力量薄弱。

虽然我国风湿免疫疾病领域的卫生经济学研究数量有限，但近年来有逐渐增多的趋势，研究内容主要涉及生物制剂。吴斌等[122]采用马尔科夫模型在中国医保支付体系下评估了使用各类生物制剂治疗中重度 RA 的成本与效益。该项研究开展于 2012 年，生物制剂价格昂贵且尚未大幅降价，因此研究发现各类生物制剂方案同价格便宜的 csDMARDs 治疗策略相比并不是一个具有性价比的治疗策略。而近期刘跃华等[123]对阿达木单抗治疗 RA 的药物经济学进行了研究，结果显示相较于传统合成 DMARDs，虽然阿达木单抗的治疗成本较高，但能显著提高 RA 患者的生活质量，改善病情，减少不良反应；阿达木单抗与甲氨蝶呤联用效果优于阿达木单抗单用，能显著提高 RA 患者的生存获益，且不良反应发生率低，相对于其他 TNF-α 抑制剂在疗效和成本上具有一定优势，对传统合成 DMARDs 疗效不佳的 RA 患者更具有经济性。刘宝等[124]对单用甲氨蝶呤方案与甲氨蝶呤联合重组人 II 型肿瘤坏死因子受体 - 抗体融合蛋白（依那西普的生物类似物益赛普）方案治疗 RA 的医疗费用和效益进行了药物经济学研究，结果显示平均每个治疗周期（3 个月）单用甲氨蝶呤方案的费用为 1422 元人民币、联合方案的费用为 13 000 元人民币。相对于单用甲氨蝶呤方案，联合方案的增量成本 - 效益比（incremental cost-effectiveness ratio，ICER）为 99662 元 / 质量调整寿命年（quality adjusted life year，QALY）（根据 WHO 的建议在发展中国家单位伤残校正生命年的支付阈值为 3 个人均 GDP，故本研究中采用的支付意愿阈值为 3 倍 2011 年中国人均 GDP 105 249 元 /QALY，联合方案的 ICER 小于支付意愿阈值）。研究显示，甲氨蝶呤联合益赛普方案相对于单用甲氨蝶呤方案具有潜在的长期应用的经济学优势。

托法替布虽然在中国上市时间短，但在中国人群中也有一项药物经济学研究。这项研究显示，对于 csDMARDs 应答不佳的 RA 患者，后续分别采用托法替布、益赛普、阿达木单抗\英夫利昔单抗、托珠单抗和传统 DMARDs 联合治疗（甲氨蝶呤和来氟米特）。结果显示，与托法替布相比，依那西普序贯英夫利昔单抗和阿达木单抗治疗的增量成本分别为 172 元和 58 589 元，QALYs 分别为 0.45 和 0.68[125]，托法替布的成本效益优于益赛普。

从上述研究结果来看，生物制剂和小分子靶向药物虽然价格昂贵，但是从药物经济学角度来说，仍然具有较高的临床应用价值。还需针对生物制剂和小分子靶向药物开展药物经济学研究，以比较在我国的医保与收费制度下不同生物制剂之间、生物制剂与小分子靶向治疗药物的药物经济学差异。

2017 年，国家医保目录准入谈判首次引入卫生技术评估和药物经济学理念，鼓励企业提供经济学评价资料，测算药品进入目录后的预期支付标准，使药物经济学评价从专家定性评价向证据支持的定量评价迈出了重要一步。

药物经济学不仅能够服务于我国的政策制定，还能够进一步推动医疗改革和卫生事业发展，促进我国健康水平的进一步提高。因此，我国药物经济学的研究既要学习、借鉴发达国家的先进经验和趋势，又要结合我国国情，探索发展路径，由政府牵头推进我国健康事业的蓬勃发展。

在"健康中国 2030"国家战略和政策指引下，以患者为中心、以价值为导向的新型医疗观正成为各个治疗领域的核心。价值医疗是医改追求的目标之一，价值医疗理念在医疗服务的各个环节得到了广泛认可。当前，价值医疗创新实践进入深水区，RA 领域更要遵循价值医疗的导向，评估高价值的治疗方案和药物，为患者带来更多的福利与支持，保障 RA 患者在治疗上能够得到有效的供给，让 RA 患者有更多的获得感。

第五篇

类风湿关节炎的研究进展与趋势分析

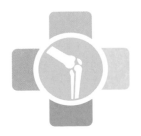

第一章　类风湿关节炎的基础医学研究

RA 是一种全身性的自身免疫性疾病，至今尚无根治方法。基于基因、分子与细胞层面的 RA 基础研究，对于更好地阐明 RA 的病因与发病机制、探索新的治疗方法具有重要意义，一直是 RA 领域的研究热点。近年来 RA 领域的基础研究主要聚焦在病因学和发病机制方面。中国科研人员在 RA 基础研究方面也取得了一定的成绩。

一、病因学研究进展与趋势

RA 的发病是一个多因素共同作用的结果，在遗传易感个体与环境因素之间复杂的相互作用下，触发免疫系统导致免疫应答过程异常，引发疾病。因此寻找易感基因、去除明确的环境因素，是可能预防疾病发生的有效措施。

1. 基因研究

全基因组学研究与独立基因复制研究发现，MHC 区域的 HLA-DRB1 等位基因的多态性是 RA 发病的重要遗传因素[6]。最新研究发现了 3 个新的 HLA-DRB1 的多态结构（HLA-DRB1*04：01/*04：04/*04：05）[126]，这 3 个多肽结构和与 RA 发病相关的自身抗原具有共同表位，在 ACPA 阳性 RA 患者中普遍存在，这 3 个基因多肽结构不仅均与结合肽和其结合配体部位的环瓜氨酸化相关，还与结合部位的高亲和力密切相关。除 HLA-DRB1 外，还发现了其他单核苷酸多态性（SNP）与 RA 发病相关，其中 HLA-DRB1 中的 SNP rs9277535 与中国西部人群 RA 的易感性密切相关 [127]。除了 HLA 位点以外，许多非 HLA 基因也与 RA 的易感性有关。目前认为 IL-1 β 在介导 RA 关节炎症和破坏中起着关键作用 [128]。除 IL-1 家族基因外，IL-10 在 RA 的滑膜反应中也发挥着免疫调节和抗炎作用，有研究发现 IL-10-1082 A/G 启动子 SNP 与 RA 的易感性相关 [129]。

TNF-α 在 RA 的发病中起重要作用。TNF-α 不仅与 RA 的滑膜炎症相关，还与 RA 的关节结构破坏相关。有报道，位于第 15 号染色体上的 TNF 基因超家族成员 15 对免疫细胞，如 Th 细胞的增殖、活化与分化都起作用 [130]；TNF 受体相关因子家族（TRAF）中的一些基因也与 RA 发病相关，如 TRAF6 可以诱导 NF-κB 活化，导致多种炎症介质的转录和合成，不仅参与 RA 患者的滑膜炎症，还参与了软骨和骨破坏 [131]。

在过去的几年里，对编码参与淋巴细胞通路调节分子或参与细胞调节网络的酶的相关基因学研究引起了广泛关注。如编码 CD226 跨膜糖蛋白的 CD266 基因在自然杀伤细胞、T 淋巴细胞和单核细胞中均有表达，与细胞间黏附、淋巴细胞信号传导相关，与 RA 的发病易感密切相关 [132]。另外一个逐渐引起人们关注的是半胱氨酸蛋白酶（Caspases, CASPs）的基因学研究，这组蛋白具有调节细胞凋亡信号传导、介导宿主抗微生物感染和处理致炎性细胞因子的作用。我国的研究显示，CASP5rs9651713 多态性与我国人群的 RA 发病危险性升高有关 [133]。

2. 表观遗传学研究

除基因本身外，环境因素对基因的可逆性修饰会在不改变基因序列的基础上，影响基因的表达，也就是表观遗传学，更能准确地反映基因在发病中的作用。目前的表观遗传学研究包括 DNA 的甲基化 [134-137]、乙酰化 [138]、5hmC [139] 等修饰，其中研究最多的是 DNA 的甲基化与 RA 发病与发展的潜在关系。例如，对 RA 患者滑膜纤维母细胞和结构滑膜细胞的表观遗传学研究结果显示，"Huntington

病信号通路"与滑膜纤维母细胞侵入细胞外基质引起的组织结构重塑有关,这为建立新的 RA 诊断方法和发现新的潜在治疗靶点提供了线索。此外,表观遗传学研究发现,RA 患者滑膜纤维母细胞赖氨酸组蛋白甲基化异常与 RA 滑膜组织炎症过程的放大和持续有关。

从以上研究可以看出,RA 的基因研究已经从单纯的发现易感基因、分析基因序列,上升到探究基因表达、调节以及功能层面的研究;另外,通过表观遗传学研究可以揭示参与疾病发生发展过程的细胞通路,不仅为进一步了解疾病的发病机制提供了线索,也为更精准地诊断和发现更特异的治疗靶点提供了指引。

二、危险因素研究进展与趋势

在 RA 的发病中,吸烟、肥胖和生活方式改变、肠道微生物和关节内微环境等环境因素与 RA 的发病和进展密切相关。

1. 吸烟

吸烟与 RA 发病的关系非常密切,是目前最明确的发病危险因素。在 RA 小鼠模型中显示,给小鼠腹腔内注射烟草浓缩物可以诱发小鼠关节炎;进一步研究发现,吸烟患者芳香烃受体与其下游基因表达量都明显高于不吸烟患者。体内和体外动物模型研究都显示,吸烟可以诱发关节炎并能通过芳香烃受体活化增加 T 细胞向 Th17 细胞分化。此外,研究还显示,吸烟患者体内还可以检测到抗肽酰基精氨酸脱亚胺酶 4 抗体,该抗体与肺间质病变密切相关。

2. 肥胖

肥胖与 RA 发病相关是常见的临床现象。在 40 万 RA 患者中进行的荟萃分析发现，BMI 高的患者发生 RA 的风险也高，提示肥胖可能是 RA 发病的原因。研究显示，RA 患者血液中瘦素水平明显高于健康人；进一步研究发现，瘦素能够增加循环中滤泡 Th 细胞的数量，主要通过活化 STAT1 和 STAT3 通路增加血 IL-6、IL-12 和 IL-21 水平，参与 RA 的炎症过程。此外，有研究显示瘦素能够诱导滑膜成纤维母细胞表达骨桥蛋白，骨桥蛋白能够募集破骨细胞至关节，造成 RA 患者的骨破坏。

3. 肠道微生态

近年来备受关注的是微环境对 RA 发生发展的影响，包括全身微环境和局部微环境。在全身微环境层面，除了口腔中的微生物在自身免疫性疾病中发挥着一定的作用外[140]，近几年来肠道微生态与人体免疫功能的关系成为研究的热点，尤其是越来越多的研究发现，肠道微生态的变化与自身免疫性疾病关系密切。研究发现，肠道微生物失调在 RA 的发病机制中起着重要作用[141]。HLA 等位基因的改变会导致肠道菌群失调，诱导 RA 的发生[142]。而膳食和营养素又与肠道微生态成分关系密切，因此，膳食、营养素与自身免疫性疾病的关系成为人们关注的热点问题。在 RA 动物模型中观察到，使用广谱抗生素使肠道菌群减少可以使小鼠关节炎的严重程度减少 40%；同时小鼠体内细胞因子水平也明显下降，肠道组织中 IL-17A 和 IL-22 的合成也受到明显抑制。

4. 关节内微环境

过去认为 RA 与环境和人体整体免疫功能失调有关，近年来，局部关节微环境在 RA 的发生和发展中所起的作用也被研究人员广泛关注。在关节内微环境方面，研究显示葡萄糖、谷氨酰胺和氧等因素在关节软骨局部微环境以及关节组织的局部浓度变化，都会激活滑膜纤维母细胞（FLS），导致异常免疫反应的发生，并对关节造成破坏[143]。滑膜组织的血供失调造成的局部低氧环境激活免疫细胞，诱发关节炎症[144]。此外，关节炎症造成的局部酸性环境，会促使代谢中间体释放，导致 RA 的 T 细胞激活[145]。目前对关节内微环境的研究尚处于初级阶段，需要将来更多深入的研究，以揭示其在 RA 发生和发展中的作用和机制。

从这些研究可以看出，目前 RA 的病因学研究已经不再是过去的从流行病学研究得出的观察性结果来推断与发病相关的可能性，而是直接在动物试验中进行验证，再深入寻找病因与发病机制间的关系，将病因与发病从机制上结合起来，证据更确凿，说服力更强。

三、发病机制研究进展与趋势

RA 的发病机制涉及固有免疫与获得免疫系统。

1. 固有免疫系统在 RA 发病中的作用

在 RA 发病中，固有免疫反应系统中的单核细胞、巨噬细胞起核心作用。采用转录组学技术和流式细胞技术对 RA 患者骨髓与外周血单核细胞谱分析发现，在 RA 患者中单核细胞从骨髓迁移到滑膜，在滑膜内单核细胞被活化并分化为具有致炎表型的 M1 型巨噬细胞，而 M1 巨噬细胞数量与 RA 患者破骨细胞的分化速度呈正相关，ACPA 抗体阳性的 RA 患者 M1 巨噬细胞和具有抗炎表型的 M2 巨噬细胞的比例高于 ACPA 抗体阴性的 RA 患者，M1/M2 比值越高，患者 ESR、CRP 水平越高，这些研究结果表明，单核-巨噬细胞与 RA 患者的滑膜炎症和骨结构破坏密切相关。另外，有研究发现，RA 患者滑膜纤维母细胞表达高水平的趋化因子 CXCL12，能够驱使更多的单核细胞向炎症的滑膜聚集；组织损伤后坏死细胞释放的高迁移组蛋白 HMGB1 和 CXCL12 可以协同作用，驱动单核细胞进入滑膜，而单核细胞在进入滑膜后又被活化并分化为 M1 巨噬细胞；这些过程都会使滑膜的炎症过程不断放大、发展。这些研究结果不仅表明单核细胞与滑膜纤维母细胞之间的相互作用在 RA 发病中起关键作用，同时提示调节 M1/M2 细胞的比例可能成为治疗 RA 的靶点；另外调节 CXCL12/HMGB1 有可能成为对传统治疗效果不佳患者的治疗选择。

近年来有研究显示，中性粒细胞自噬与 RA 发病有关。在 RA 患者滑膜中观察到中性粒细胞自噬明显增多，且自噬发生率与 RA 滑液中 IL-6、IL-8 和 MCP1 相关，同时还受到一些细胞信号通路的调节，如 IL-17 介导的细胞内信号通路；此外，还有研究证实，中性粒细胞还通过参与 ACPA 抗体的形成参与 RA 发病。

从以上发病机制研究可以看出，对 RA 发病中固有免疫系统的作用有了越来越广泛的研究与认识，且发现固有免疫系统中单核细胞通过活化并极化为 M1 巨噬细胞参与滑膜炎症的持续与进展，并发现了与此过程相关的蛋白，为进一步研究作用于固有免疫系统的治疗 RA 的新的潜在治疗靶点提供了线索。

2. 获得免疫系统在 RA 发病中的作用

T、B 细胞功能异常是研究获得免疫功能参与 RA 发病机制的核心。有研究发现，$CD4^+CD161^+T$ 细胞可合成 IL-17, $CD4^+CD161^+T$ 细胞及其表达的 CD98、CD147 水平与 RA 患者的 DAS28 评分直接相关，可作为判断 RA 疾病活动性的指标[146]，而 CD147 的表达水平还与患者的 CRP 水平相关，提示该 CD4 T 细胞亚型在滑膜炎症中起重要作用。近来有研究显示，RA 患者中存在 Treg 细胞调节异常，miRNA17 可通过抑制 TGF β 受体 II 的表达抑制 Treg 细胞的分化，与 Treg 分化受抑制相伴随的是 IL-6、TNF-α、IL-37 等炎性细胞因子水平升高，但与患者的疾病活动性没有相关性，提示 Treg 细胞功能异常仅参与 RA 的发病，但与疾病活动度无关。此外，主要免疫抑制共刺激分子 PD-1 与 RA 发病的关系也引起了人们的兴趣。有研究显示，RF 滴度高、炎症指标高和 DAS28 评分高的 RA 患者，T 细胞表达 PD-1 分子是升高的，而且 60% 以上的 RA 患者滑膜衬里细胞会表达 PD-1 的配体——PD-L1，而 PD-L1 的表达与滑膜 T 细胞数量、炎症标志物 CRP 和自身抗体如 RF 水平密切相关。近来一项韩国的 GWAS 研究还发现，CD8$^+$ 记忆 T 细胞可能与 RA 患者的骨侵蚀有关 [147]。

有研究显示，一些 RA 患者的 B 细胞可以产生抗 PAD4 抗体。抗 PAD4 抗体通过抑制酶活性所需的钙而增加环瓜氨酸抗原的合成。有多项研究显示，RA 患者的 B 细胞在体外对 DMARDs 抵抗，说明 B 细胞很可能与 RA 患者对药物的治疗反应有关。一项研究显示，活化 B 细胞表面表达的 P 糖蛋白与细胞内药物的主动外流有关，导致药物耐药；另外一项研究显示，分析 B 细胞产生的细胞因子有助于预测患者对 IL-6 拮抗剂的治疗反应。

目前对参与 RA 发病的信号通路方面的研究越来越多，研究的信号通路包括蛋白信号通路及 miRNA/lncRNA 调控通路，除经典的 TGF-β/STAT3[148-150]，Wnt[151, 152] 等蛋白信号通路外，近年来对免疫信号通路也十分关注，包括 Th17/Treg[153, 154]，Tfh/Tfr 通路 [155]，尤其是 IL-6 信号通路备受关注 [156, 157]。在 miRNA/LncRNA 的调控研究中，miR-21[158]，miR-146a[159]，miR-155[159, 160]，miR-34a[161]，miR-124[162] 等，以及 lncRNA MEG3[163-165] 等近年来成为研究焦点，未来有可能成为基因治疗的潜在重要靶标。

从上述获得免疫反应与 RA 发病机制的研究可以看出，目前的发病机制研究已经不是单纯停留在细胞功能与相关细胞因子上，而是已经深入到探寻与临床疾病活动度直接相关的机制研究，探寻免疫应答细胞与治疗相关的机制也可能成为未来研究的趋势和方向。

第二章　类风湿关节炎的临床研究

一、临床研究的分类与类风湿关节炎真实世界研究

临床研究可以根据对研究对象的选择标准分为理想世界研究与真实世界研究（real world study，RWS）。理想世界研究对参与研究的患者有严格的入选与排除标准，纳入研究的对象属于"理想型"的患者。理想世界的研究对于验证干预措施的效果和安全性非常重要，其中的随机对照试验（randomized controlled trial, RCT）严格控制研究对象的入选与排除标准，并进行随机化分组，因此能够最大限度地减少影响因果推断的因素，使得研究结论较为确定，所形成的证据可靠性也较高，被认为是评价药物有效性的"金标准"，为药物临床试验普遍采用，受到广泛重视。但由于对入选研究对象有非常严格的筛选标准，而且入选的研究对象数量有限，随访时间短，导致对一些发生频率较低的不良反应的监测不足；因此在将研究结果外推到实际临床应用时受到一定限制。此外，对于某些缺乏有效治疗措施的罕见病和危及生命的重大疾病，常规 RCT 难以实施，可能需要高昂的时间成本，或可能引发伦理问题。

RWS 是相对于理想世界研究而言的，是对临床常规产生的真实世界数据进行系统性收集并进行分析的研究，是对 RCT 的重要补充。RWS 克服了理想世界研究的局限性，对研究对象的入选标准没有严格的限制，更接近临床中真实的患者，纳入的患者群体更多，更贴近临床实际情况，因此所得出的干预措施的疗效与安全性的结论更具有推广意义。近些年来对 RWS 越来越重视，2019

年 5 月 29 日，国家药品监督管理局药品审评中心组织起草发布了《真实世界证据支持药物研发的基本考虑（征求意见稿）》。为鼓励研究和创制新药，考虑到药物临床研发过程中存在临床试验不可行或难以实施等情形，利用真实世界证据用以评价药物的有效性和安全性成为可能的一种策略和路径。真实世界证据可以多种形式支持药物研发，涵盖上市前临床研发以及上市后再评价等多个环节，包括罕见病治疗药物、修订适应证和扩大用药范围、上市后药物的再评价、指导临床研究设计、精准定位目标人群等。

RWS 强调在现实医疗条件下，在不增添其他干预措施的前提下，观察和分析药品或医疗器械的临床实效，由此获得的结论，更符合现实医疗条件的需求。其中以观察性研究中的注册登记研究在临床实践中运用最为广泛。

近年来出现了一些对传统研究形式的二次研究，属非原创性研究，包括各类文献综述、系统评价 /Meta 分析、专家共识、指南等，也成为临床研究的补充。

RA 的临床研究也不外乎上述两大类，但是目前还是以理想世界研究，尤其是 RCT 最多见，多为制药企业资助的新药上市前临床研究。但是从近年来 RA 治疗领域的 RCT 可以看出，RCT 在设计上越来越具有针对性，表现为研究在设计时针对临床上关注的主要问题，从不同的临床场景与角度来验证新药的临床疗效；此外，近年来的 RCT 不仅关注临床症状的缓解，还关注了药物对影像学的影响；在药物的安全性方面不仅在 RCT 研究期间进行了严格的观察，一些 RCT 在研究结束后进入开放延长研究，以进一步获取药物的长期安全性，使其结果更接近真实世界的情形。

RA 的 RWS 研究结果对 RA 临床实践的影响越来越大，其中单一国家注册研究与多国参与的注册研究都对 RA 的治疗理念产生了很大影响。最初的注册数据库是为了收集生物制剂使用的安全性数据来建立的，但是这些数据库产生了大量的真实世界数据，除了使我们对生物制剂在真实世界中的疗效与安全性有了更深入的了解外，还为我们了解 RA 的疾病本质、合并疾病与长期预后提供了很多翔实的证据，深化了我们对 RA 的认识，同时也让我们获得了很多宝贵的经验资料，如生物制剂在妊娠和哺乳女性患者中的安全性以及生物制剂是否会增加恶性肿瘤的发生率等方面的长期随访数据，为在临床中安全使用生物制剂提供了依据。

二、国际主要类风湿关节炎疾病登记研究（表 5-2-1）

1. 美国 CORRONA 注册登记研究

CORRONA 队列研究始于 2001 年，目前已注册了 5.1 万例 RA 患者，近 40 万次随访，共计发表 140 篇文章、430 篇摘要，被视为 RA 注册登记研究的"金标准"。CORRONA 系统性地收集了风湿病患者的诊疗相关数据，包括 RA、银屑病关节炎、脊柱关节病、炎症性肠病的疾病登记数据，整合 csDMARDs、生物制剂及其他治疗的使用方法、长期有效性和安全性数据并开展了相关研究，同时比较了不同治疗的药物经济学[166]。在 RA 方面，CORRONA 注册数据库充分纳入了不同疾病活动度的 RA 患者，同时收集了风湿科医生和患者双方的临床数据，保证了数据的完整性，能够从多方面还原真实世界 RA 患者的临床特点，是当今 RA 注册登记研究的典型代表。

2. 英国 BSRBR 注册登记研究

BSRBR-RA 是 2001 年建立的一个英国前瞻性队列，主要目标为评估 RA 患者长期应用生物制剂的安全性。目前已注册 5000 例 RA 患者，涵盖英国 80% 以上使用生物制剂的患者。BSRBR 研究主要分析了生物制剂治疗 RA 的疗效及预后因素。结果显示，采用 TNF 抑制剂治疗的 RA 患者相较于采用传统合成 DMARDs 治疗的 RA 患者发生心肌梗死的风险降低[167]，且不增加罹患实体肿瘤[168]与淋巴瘤的风险[169]。

表 5-2-1　国际主要类风湿关节炎疾病登记研究比较

	CORRONA	BSRBR	OPAL	IORRA
国家	美国	英国	澳大利亚	日本
建库时间	2001 年	2001 年	2009 年	2000 年
病种	RA、银屑病关节炎、脊柱关节病、炎症性肠病	RA、强直性脊柱炎	RA、银屑病关节炎、强直性脊柱炎、幼年特发性关节炎	RA
注册患者数量（千例）	51	5	17.9	5～6
科研产出	140 篇论文，430 篇摘要	64 篇论文	数十篇，包括 SMILE、MDA、REMISSION-1、REMISSION-2 等研究	133 篇论文
特点	充分纳入不同疾病活动度的 RA 患者，完整体现真实世界 RA 患者的临床特点	主要研究目标为评估生物制剂用药安全性	为每位研究者提供自己独立的临床数据库	每年定期进行 2 次数据采集，来源涵盖医生＋患者＋辅助科室信息

3. 澳大利亚 OPAL 注册登记研究

OPAL 研究是一项多中心、横断面、非干预性的前瞻性注册登记研究，于 2009 年成立 OPAL-QUMI 在线数据库，注册了约 17 900 例 RA 患者，对患者进行注册登记研究和慢病管理，至今已发表数十篇研究论文。基于此数据库的研究显示，澳大利亚的 RA 患者疾病缓解率由 2009 年的 36.7% 显著提高到 2014 年的 53.5%，疾病活动度从 2009 年的 33% 下降到 2014 年的 22.2%。缓解期内患者生物类 DMARDs 的使用从 2009 年的 17% 增加到 2014 年的 36.9%。5 年间澳大利亚对 RA 患者的管理、疾病缓解率均有所改善 [170]。

4. 日本 IORRA 注册登记研究

IORRA 研究是日本最大的 RA 队列研究，于 2000 年 10 月开始建库，对注册的 RA 患者的基因组信息、合并疾病、治疗药物、临床医疗保健以及药物经济学等方面开展了研究 [171]，目前已发表一百余篇论文。基于 IORRA 数据库的研究发现，发病时即累及足踝关节的 RA 患者具有较高的疾病活动性、较高的残疾度、较低的生活质量、较低的日常生活活动和较差的心理健康，多需要使用更高剂量的抗炎药物，提示临床医生在日常实践中应更加关注足踝关节症状，以免低估 RA 的疾病活动性 [172]。

三、国际疾病登记研究发展趋势

近年来，国际上对 RA 患者的临床转归与治疗预后判断，已不单纯停留在达标治疗与疾病合并症的监测和防治上，还引入了患者报告结局（patient reported outcomes, PROs），这更体现了"以患者为中心"的治疗理念和价值导向。PROs 融合了患者健康的多维度评估，包括生理健康、心理健康和社会活动健康，更直观反映了治疗对患者的生理、心理和社会活动带来的改变。因此，近年来国际上一些 RA 注册登记研究中也加入了 PROs 相关内容，并作为衡量临床治疗的重要组成部分。

第三章　类风湿关节炎药物治疗的
未来发展趋势

包括 csDMARDs、生物制剂和 JAK 抑制剂在内的 RA 治疗药物均显示出良好的治疗效果，虽然自 20 世纪 90 年代以来，生物制剂的出现彻底改变了 RA 的治疗格局，但遗憾的是，截至目前，RA 尚无法治愈。

一、耐药机制研究

耐药分为原发耐药和继发耐药，无论是出现何种耐药都会使 RA 的治疗效果不佳或失败。耐药的根本原因尚不明确，可能机制包括药物到靶细胞的传递障碍、药物摄取障碍、药物排出增加、细胞内药物活性改变、药物作用靶部位抑制、抗药物抗体的产生或以上情况的结合等。目前研究较明确的是 MTX 的耐药机制。作为 RA 治疗的锚定药，有超过 1/3 的患者对 MTX 疗效欠佳或无效。目前对 MTX 耐药机制的研究主要集中于以下几方面：①患者表达耐药基因及耐药相关蛋白；②多聚谷氨酸化不足；③膜转运能力缺乏以及主要靶酶二氢叶酸还原酶的活性增高及其基因扩增和突变[173]。注重耐药机制的研究，针对性设计干预措施对保持 RA 患者长期治疗的药物疗效具有重要意义。

二、新靶点研究

目前全球有大量治疗 RA 的药物正处于研发中，大部分都处于生物活性测试阶段，靶点主要集中于酶、受体、其他蛋白及转录因子等。研究相对成熟的靶点主要集中于以下几方面。

1. 粒细胞巨噬细胞集落刺激因子（GM-CSF）

GM-CSF 为造血生长因子家族成员，具有多种生物学功能，如能促进骨髓前体细胞向粒细胞和巨噬细胞的增殖和分化，并促进其活性。GM-CSF 受体拮抗剂能抑制巨噬细胞和中性粒细胞的活化，进而抑制下游的炎症反应。在 RA 中，这种对巨噬细胞的抑制作用可以抑制 RA 的整个炎症活化过程[174]。Mavrilimumab 是抗人 GM-CSF 受体 α 链的单克隆抗体。在 EARTH EXPLORER Ⅰ研究中，对 DMARDs 应答不佳的 RA 患者使用 Mavrilimumab 治疗 24 周，其 ACR20/50/70 和 DAS28-CRP 均显著优于安慰剂[175]。

2. 布鲁顿酪氨酸激酶（BTK）抑制剂

BTK 是 B 细胞受体（B cell receptor，BCR）信号通路中的关键激酶，大量表达可使 BCR 信号通路异常激活，导致 B 细胞功能失调、免疫耐受状态改变，并转化为具有自身反应性的 B 细胞，分泌大量自身抗体，诱发和加重 RA。BTK 抑制剂通过抑制 B 细胞的活化及 BTK 介导的下游信号通路，进而抑制 RA 中的 BTK 高表达[176]。Spebrutinib（CC-292）是第一个进行Ⅱ期临床研究的 BTK 抑制剂（NCT01975610），对 MTX 应答不佳的 RA 患者经 Spebrutinib 治疗 4 周后的 ACR20 疗效结果尚未发布。其他 BTK 抑制剂仍处于临床前或Ⅰ期临床研究阶段。

3. 磷酸肌醇 -3- 激酶（PI3Ks）抑制剂

PI3Ks 作用于 mTOR，抑制滑膜成纤维细胞自噬，促进滑膜细胞持续增生，同时还参与调控炎症因子的释放、促进破骨细胞的生成，导致滑膜炎症、血管翳形成、软骨破坏与骨侵蚀。PI3Ks 抑制剂通过靶向 PI3Ks，抑制 PI3Ks 的信号传导，发挥促进细胞凋亡和抗炎作用，减缓 RA 的病理进程[177]。目前对 PI3K 抑制剂的研究主要集中于肿瘤领域。有研究证实，PI3K 抑制剂 Idelalisib 对难治性慢性淋巴细胞白血病和惰性非霍奇金淋巴瘤有效[178]。基于 PI3Ks 与 RA 的相关性，目前许多制药公司都在探索 PI3K 抑制剂用于治疗 RA 的可能性，但尚无相关临床研究结果发表[179]。

4. 树突细胞（DCs）疗法

树突细胞（DCs）是功能强大的专职抗原提呈细胞，在诱导免疫反应及免疫耐受形成中起重要作用。未成熟 DCs 几乎不表达 CD40、CD80 等激活 T 细胞所必需的辅助分子，所以在具有很强的抗原摄取加工能力的同时不会活化 T 细胞，导致 T 细胞无能或低反应，从而诱导特异性的抗原耐受。同时 DCs 还能通过诱导被激活的 T 细胞发生凋亡，诱导调节性 T 细胞抑制反应性 T 细胞，选择性激活 Th2 细胞亚群等途径诱导机体产生免疫耐受，达到治疗 RA 的目的[180]。在昆士兰大学进行的 I 期临床研究中，18 例接受 DCs 治疗的 RA 患者显示对治疗的耐受性良好，无重大不良反应[181]；在另一项剂量递增 I 期临床研究中，关节腔内注射 DCs 治疗也显示出较好的疗效[182]。

此外，还有以滤泡调节 T 细胞（Tfr）、白细胞介素 -10（IL-10）等为靶点的新药物。

综上所述，目前治疗 RA 的药物主要是针对参与炎症的免疫细胞、涉及 RA 发病的细胞因子和细胞内炎性通路，但最新的研究越来越多地将关注的重点集中在引发疾病进展的免疫系统功能异常及其通路分子的管理上。目前治疗 RA 的大多数疗法，以及许多正在研发的药物，都能减缓自身免疫性疾病的进展，但都会不可避免地导致机体免疫功能抑制，增加接受治疗者发生感染的机会。未来 RA 治疗新药的目标应为调节机体免疫功能，使其恢复到正常状态，能更好地维持机体自身针对外来微生物的免疫能力。此外，不同 RA 患者所表现出的症状和体征存在差异，可能反映出 RA 潜在的遗传风险和致病途径有所不同，因此，将来的治疗应该以采取针对不同患者的精准治疗方式来进行，靶向治疗、精准治疗是未来 RA 药物研发的主要方向。精准治疗方案的个体化对患者长期缓解和降低不良反应发生率至关重要。随着对自身免疫性疾病发病机制的了解越来越清晰，将来的治疗手段必然会越来越丰富，必将能更好地控制 RA 的疾病过程，改善患者的预后，实现治愈 RA 的终极目标。

第四章　人工智能在未来类风湿关节炎诊治中的作用初探

人工智能基于计算机技术与大数据，能为临床诊疗提供精准化、系统化的辅助服务。当前，人工智能在医疗健康领域的应用按应用场景可分为医学影像、辅助诊断、药物研发、健康管理、疾病预测等多个领域，并带来了诊疗模式、数据处理方式、前瞻性健康管理等诸多方面的变革，推动医疗模式向智慧、精准、高效转变。近年来，人工智能（artificial intelligence，AI）在医疗领域的发展和应用不断向纵深推进。

人工智能在 RA 诊疗领域的应用目前尚处于起步阶段，概括起来主要包括以下方面。

一、影像学诊断

Hirano 等建立了一个深度的机器学习模型，用以评估 RA 指关节破坏的影像学诊断。研究团队共收集了 108 例 RA 患者的关节影像，并建立训练模型与验证模型。通过手动剪辑近端指间关节（PIP）、拇指的指间关节（IP）或掌指关节（MCP）的影像学图像，由临床医生对关节间隙变窄（joint space narrowing，JSN）和关节骨侵蚀程度进行评分并对这些图像进行放大。通过机器学习建立的模型可检测到 PIP 关节、拇指 IP 关节和 MCP 关节破坏，其敏感度为 95.3%，并可为 JSN 和侵蚀程度进行评分，准确度达到 49.3% ～ 65.4%，骨侵蚀的识别准确度达到 70.6% ～ 74.1%。模型和临床医生对 JSN 每个图像的评分之间的相关系数为 0.72 ～ 0.88，骨侵蚀为 0.54 ～ 0.75。研究证明，训练有素的卷积神经网络模型对图像进行处理有望用于临床对 RA 指关节 X 线影像的评估[183]。

二、其他辅助诊断

腕、手和足部的磁共振成像（MRI）检查对于 RA 的早期诊断可能起重要作用。有不少研究探索收集健康对照者和可疑发展为 RA 的关节痛患者的大量 MRI 数据，通过"深度学习"建立了最适合 RA 早期诊断的预测模式；此外，通过检测疾病自然进程或治疗效果的图像差异变化，对 RA 治疗的效果评估提供参考[184]。除 MRI 以外，通过基于图像机器学习的超声计算机辅助诊断系统能够对包括 RA、骨关节炎、系统性红斑狼疮和特发性炎症性肌病等在内的风湿性疾病进行有效的临床评估[185]。有研究对来自健康人群和 RA 患者的血清样品进行分析，通过检测 10 种不同的 RA 标记物，并使用人工神经网络（ANN）挖掘技术对数据进行分析，确定了关键的 RA 标记，以此可以区分健康人和血清阳性 RA 患者（血清中含有自身抗体），其准确性为 83.3%；若将 RA 标记与聚糖分析相结合，准确性可提高至 92.5%[186]。

三、疾病治疗效果预测

预测患者疾病的未来状况（下一次随访时的疾病活动度）将有助于医生更好地评估与选择当前的治疗方案，以防止疾病恶化，但是预测疾病的未来状况是一个复杂的过程，需要综合评估多个维度的信息。有研究尝试通过采用电子健康记录数据建立准确的预测模型来预测疾病未来的转归。研究者收集了约

65 000 个独立患者的结构化信息，包括人口学资料、实验室指标、疾病活动度、药物暴露等信息，通过深度学习，建立模型并进行训练，用于预测 RA 患者在下一次就诊时的疾病活动性。结果显示使用电子健康记录数据建立准确的模型来预测复杂疾病的未来情况是可能的，并且这些模型可以在具有不同患者人群的医院间共享[187]。另一研究同样采用收集电子病历的结构化数据，进行一系列机器学习的算法和功能验证，结果显示该模型对 RA 疾病活动度的预测近似临床医生的判断。

四、智能可穿戴设备

随着智能手机、可穿戴便携式设备和应用程序的涌现，智能可穿戴设备为 RA 患者健康管理提供了新的思路。目前已有许多智能可穿戴设备，如 MANOVIVO 等，能为 RA 患者带来多方面的便利和获益，如帮助 RA 患者进行日常生活操作、记录疾病数据、及时反映患者的 PROs，使患者更积极主动参与自我管理。

然而智能可穿戴设备目前也存在一定的局限性。当前大部分设备仅能提供数据监测功能，而且虽然有许多患者表示对智能可穿戴设备感兴趣，但能够真正在日常生活中使用的人却少之又少。

相信在未来，可穿戴医疗健康设备的治疗功能将得到更普遍的应用。可穿戴医疗健康设备将可实现为用户提供诊断、监测、干预一体化的服务，为用户提供最便捷和切实的移动医疗健康福利。智能可穿戴设备能够为 RA 患者提供实时健康监测数据，这尤其适合当前医疗领域在慢病管理中的应用；基于智能可穿戴设备，医疗机构可以更好地整合医疗资源，为患者提供更便捷的医疗服务，通过远程会诊等方式降低治疗成本；智能可穿戴设备同样将实现对医疗数据大量采集，为国家相关部门的决策提供科学依据。

第六篇

我国在类风湿关节炎领域中取得的成绩

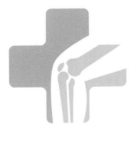

第一章　基础医学研究领域

近年来，我国科研人员在 RA 基础研究领域取得了一定成绩。在病因学研究方面，发现 CD109 在促进 RA 发生中起作用，并揭示其作为治疗靶点的潜在可能 [188]；还揭示了 PARP9 基因甲基化在 RA 发病中的作用 [134]；此外，我国科研人员还发现 B 细胞通过产生多种成骨细胞抑制物来抑制 RA 患者的新骨形成 [189]。

在疾病诊断与监测方面，中国科学家开发的针对次氯酸（hypochlorous acid, HOCl）的荧光探针 Probe-2 对早期评估 MTX 治疗 RA 的有效率具有很好的预测性，有可能成为未来对包括 RA 在内的多种炎症性疾病诊断、监测治疗效果的有力工具 [190]。

我国研究者发现，RA 诱导的肺部疾病可能与个体遗传背景及慢性气道和肺泡上皮损伤有关，这有助于研究针对 RA 相关肺部疾病的治疗 [191]；另外，纠正 RA 患者的微生物紊乱状态，将异常的肠道微生物群调节到健康状态，是治疗骨关节损伤的一种潜在方法 [192]。还对褪黑素作为 RA 患者辅助治疗，在抗氧化、抗炎和免疫调节中的作用 [193]，以及在开发 RA 治疗的新型纳米药物方面进行了研究 [194]。

总体来说，近年来，国际上在 RA 的基础研究方面取得了较大进展，特别是在发病机制研究方面；相比于国际研究，中国 RA 工作者在基础研究方面也取得了一定的成绩，特别是在 RA 治疗的潜在机制及治疗靶点方面，相信这些研究对推动 RA 的认知与精准治疗将起到积极的作用。

第二章　建立全国协作网

为了贯彻落实《"健康中国 2030"规划纲要》、《国务院办公厅关于推进医疗联合体建设和发展的指导意见》、《国家卫生计生委关于开展医疗联合体建设试点工作的指导意见》等文件精神，扭转我国目前诊疗资源分配严重不均的现状，探索有中国特色的专科联盟医疗发展模式，应对现阶段我国风湿免疫病专科从业人员短缺、执业水平参差不齐的问题，加强地市级医疗机构的辐射作用，2017 年 11 月 19 日，由北京协和医院风湿免疫科、国家风湿病数据中心（CRDC）倡议发起，由全国从事风湿免疫疾病防治工作的医疗机构、社会组织、产学研单位共同组建的中国风湿免疫病医联体联盟（Chinese Rheumatology Center Alliance，CRCA）在北京成立。联盟的主要工作包括：

- 深化"一市一科一中心"建设工作（见本篇第五章）；
- 推广风湿免疫病诊疗规范；
- 促进风湿免疫病六大疾病患者数据直报工作；
- 推动风湿免疫病规范化诊疗中心认证工作；
- 建立较为科学的联盟内部分工协作和接转诊机制；
- 搭建远程医疗服务网络，提升远程医疗服务能力，利用信息化手段促进医疗资源有序流动，提高优质医疗资源的可及性和医疗服务的整体效率；
- 通过专科共建、临床带教、业务指导、教学查房、人才培养、科研项目协作等多种方式，促进联盟内部优质医疗资源共享和下沉基层。

联盟的成立有利于调整、优化医疗资源的上下贯通，促进不同区域医疗机构间技术和资源的互助互补,促进优质资源辐射基层,提升基层规范化诊疗水平,推进分级诊疗,提升医疗服务体系整体效能,解决风湿免疫病患者看病就医难的问题,更好实施分级诊疗和满足人民群众的健康需求。有不少联盟中的核心单位已经通过发挥联盟优势申请到本省风湿免疫学科的专项课题基金,用于本省优质医疗资源的下沉,各省市创造条件成立省内专科联盟,推动风湿病规范化诊疗,促进专科医生临床水平的提高。

总之,要改变我国目前 RA 的防治现状,需探索符合我国实际情况的、具有中国特色的风湿病学科发展之路,搭建具有专业化水平的系统性临床研究平台,促进 RA 相关领域的基础与临床研究;加强专科医生培养,积极贯彻 RA 的规范化诊疗,建立分级转诊与慢病管理网络体系;积极研发安全有效又具备良好药物经济学的抗 RA 新药,逐步完善医保药物目录;明确 RA 的疾病定位并逐步纳入国家慢病体系,加强 RA 的慢病管理及防控;积极开展对患者的宣教与健康人群科普,让更多 RA 患者获益,从而尽可能地减少和避免因病致残的发生,最大程度地减轻患者、家庭、社会的整体负担。

第三章　类风湿关节炎注册登记研究与 CREDIT 项目

2008 年，在国家"十一五"科技支撑计划的基础上，由北京协和医院风湿免疫科曾小峰教授牵头，建立了中国系统性红斑狼疮协作组（CSTAR），组织成员单位覆盖全国大部分省市，为开展多中心多学科合作的临床和基础研究打下了基础。CSTAR 建成了全国多中心 SLE 网络注册数据库平台（Chinese systemic lupus erythematosus information system，CSIS）。2011 年 11 月，卫生部医管司评估并认可了 CSTAR 的前期工作以及 CSIS 系统的运行状况，决定在原有 CSTAR 基础上成立国家风湿病数据中心（CRDC），而 CSIS 系统也相应升级为中国风湿病信息共享平台（CRIP）。利用中国丰富的患者资源，CRIP 不断扩大规模，研究领域从单一的 SLE 扩展到所有风湿性疾病。RA 作为我国风湿病中患者群体数量最大的系统性风湿病，很快就被 CRDC 列为研究的重点疾病之一；另外，为了提高我国 RA 的诊治水平，CRDC 创建了 CREDIT 项目，即中国类风湿关节炎注册与医疗质量提升项目，中国类风湿关节炎直报项目应运而生。

CREDIT 是国内开展的首个全国多中心 RA 在线注册登记项目。CREDIT 以在全国执行与贯彻"促进类风湿关节炎的达标治疗，落实严密监测的治疗策略"为宗旨；加强患者教育，提高我国 RA 患者的长期随访率，改善患者的长期预后；同时结合"一市一科一中心"的学科建设规划，掌握我国 RA 的流行病学特点，壮大医师队伍，增强中国 RA 研究的国际影响力；通过 CREDIT 项目来进一步加强风湿免疫病大数据研究和患者队列建设。2016 年 11 月 27 日，CREDIT 项目正式启动。

CREDIT 项目的内容包括两大体系建设：风湿病的慢病诊疗体系与患者教育体系，具体内容包括六个方面：规范医生的诊治行为、强化 RA 达标治疗策略、提高 RA 患者的治疗达标率、改善我国 RA 患者的长远预后、加强患者教育以提高公众与患者对 RA 的认知、帮助 RA 患者养成规律长期随访的好习惯，以加强并发症的管理；与此同时，CREDIT 项目有助于建设高素质、高水平的 RA 诊疗队伍；促进我国 RA 的早发现、早诊断与早治疗。

CREDIT 直报项目集 RA 患者线上注册、疾病随访、患者教育和医师培训等于一体，与 "一市一科一中心" 的学科建设规划紧密结合，同时以 "关爱身边的风湿病患者" 为理念，通过加强学科建设、扩大风湿免疫专科医师队伍，为建设高素质、高水平的诊疗队伍，更好地满足我国风湿免疫病患者的健康需求打下基础；通过对全国风湿免疫科专科医师进行 RA 规范诊治培训，规范全国风湿免疫科医师的诊疗行为，以改善患者的预后；同时，通过 CREDIT 项目在全国范围内开展了目标为有 "千家医院、万名医生、百万患者" 参与的慢病管理体系建设，探索了建立风湿免疫疾病慢病分级诊疗体系的道路。

CREDIT 直报项目依托国家风湿病数据中心的移动平台——风云助手，集数据采集、储存与共享及临床诊疗为一体，通过模块化的呈现方式来采集、管理数据，建立了全球最大、分类最全的风湿免疫病全程诊疗数据库。平台通过大样本临床研究数据的收集，初步摸清了我国 RA 患者的流行病学、临床表型、诊治及预后情况，向世界展示了中国的 RA 研究与治疗现状，为制定更符合中国国情的 RA 诊治规范提供依据。CREDIT 注册数据库已经成为中国 RA 研究的一个重要的大数据平台，已经应用到真实世界研究，为实现转化医学和精准医学在 RA 中的应用探索道路。

目前，"以项目促提高" 的 CREDIT 模式与策略已初见成效。截至 2019 年 10 月，CREDIT 项目已经覆盖全国 31 个省市，417 家中心，1484 名风湿科医生参与其中。截至 2019 年 10 月 31 日，CREDIT 队列中核心数据完整的患者数为 53 559 例，合计诊疗数据 91 140 条（一位患者的一次访视全部核心数据为一条）。这项注册研究将有助于促进达标治疗在中国 RA 患者中的贯彻，更有助于准确了解中国 RA 患者的"真实世界"情况。目前根据 CREDIT 注册数据库的资料已累计在国际期刊发表文章数十篇，完成了 2018 年我国 RA 诊治指南的更新。CREDIT 项目不仅使全世界风湿领域的同行们了解了中国 RA 研究的进展，同时也引起了国际同行对我国 RA 研究的重视，成为展示我国风湿病研究的一个窗口。

第四章　发布 2018 年类风湿关节炎诊治指南

一、指南制定的背景与意义

中华医学会风湿病学分会曾于 2004 年制定了我国第一个 RA 诊疗指南[195]，并于 2010 年对指南进行了更新[33]。但由于这两版指南的形成方法落后，没有纳入我国 RA 的相关研究，因此原来的两版指南不能完全适用于我国 RA 患者的诊治现状。更重要的是，近 10 年来我国风湿免疫专科取得了长足发展，越来越多的治疗 RA 的新药物也逐渐在我国上市、使用，再者，我国的风湿免疫病学家在过去的十年间进行的 RA 有关研究结果也陆续发表，因此，制定符合我国国情、适合我国 RA 患者的诊治指南的时机已经成熟。

在中华医学会风湿病学会的领导下，由曾小峰主任委员牵头成立了我国 2018 年类风湿关节炎诊治指南专家组，采用最新的国际通用指南制定方法，制定了《2018 中国类风湿关节炎诊疗指南》。"新"指南充分考虑了我国 RA 诊治的实际情况，充分体现了我国 RA 诊治的特色，既融合了国际 RA 规范诊疗的先进理念，又结合了我国国情，充分考虑到我国医师的临床实践场景与用药习惯和种类，兼顾了风湿免疫科专科医生与基层医生的行医实际情况和基层医院医疗资源的可及性，覆盖了 RA 诊治的全过程，是一部可操作性强、实用的指南。该指南有助于风湿病专科医师和广大基层医师在日常临床工作中对 RA 做出早期正确诊断，贯彻"严密监测"和"达标治疗"的规范诊疗原则，改善患者的整体预后，同时为今后开展高质量的 RA 临床研究指明方向。

二、指南亮点

2018 年中国 RA 诊治指南采用了与 EULAR 和 ACR 等国际指南一致的 RA 诊治基本原则，即"早期诊断、早期治疗"、"规范治疗、快速达标"、"严密监测、定期随访"，从而达到控制病情、减少病残率、提高患者生活质量的治疗目标。

但由于我国 RA 临床研究工作起步晚，研究水平和质量与国际上尚存在一定的差距，因此在缺乏我国自己的研究结果时，均参照国际公认的原则进行推荐。

在与国际诊疗理念保持一致的基础上，2018 年中国指南也充分体现了我国的特色。其亮点主要体现在以下几方面：

1. 兼顾风湿科专业医师与基层医务人员的需求

基于我国当前学科发展现状，贯彻国家卫生计划生育委员会分级诊疗精神，指南提出县级基层医务人员也可以参与 RA 诊治，增强了指南的普及型、实用性和可操作性。基层医务人员参与 RA 的诊治可以使更多的 RA 患者得到早期诊治，为提高我国 RA 的早期诊治率做出贡献。

2. 药物治疗建议充分考虑了我国国情

除对国际公认 csDMARDs、生物制剂和小分子靶向药物进行推荐外，指南还纳入我国自主研发药物艾拉莫德以及我国特色的中医药和植物药；例如在我国治疗 RA 有上百年历史的雷公藤多苷；同时，基于我国用药特点，充分肯定糖皮质激素对 RA 的治疗作用，同时强调了糖皮质激素在治疗 RA 中的用药原则和规范。

3. 加入影像学技术选择推荐

强调影像学在 RA 诊治和病情监测中的作用，首次将影像学纳入 RA 的指南推荐。在指南中对不同影像学技术在 RA 诊治中的优劣进行了对比，为各阶层医务人员根据各自医疗机构的资源、不同临床需求选择最佳检测手段提供了依据；拓展了指南覆盖面，更具临床指导意义。

从国内外 RA 诊疗指南的演变史和更新内容上可以看出，达标治疗、对疾病的严密监控是改善 RA 临床症状、控制疾病进展、改善预后的关键，而不断出现的药物为 RA 治疗提供了更多的选择；随着临床研究证据的不断出现与积累，这些新药物在 RA 治疗中的地位将越来越明确，必将使 RA 治疗药物的选择越来越精确、越来越合理。

第五章　专科医师队伍建设快速发展

一、"一市一科一中心"建设项目

由于我国从事 RA 诊治的专业医师队伍人数严重不足，整体技术力量比较薄弱，规范化诊疗服务水平还非常有限，且各地发展极不平衡，为了促进学科发展，建立起一支高质量的风湿免疫专科技术团队，建立起覆盖全国的、能够实现三级转诊制度的风湿病诊治网络体系，2015 年在中华医学会风湿病学会的倡导下、在中国医师协会风湿免疫科医师分会的协助下，在全国范围内开展了"一市一科一中心"建设项目，建立"地市级风湿病诊疗区域中心"，借助地市级区域中心的辐射作用，促进基层医疗机构成立、建设风湿病学专科，设置独立的行政科室，开设风湿病诊治病房与专科门诊，使广大的风湿病患者能够及时找到风湿免疫科专业人员就诊，减少风湿病的漏诊、误诊误治与诊治延误现象，尤其是使像 RA 这样的疾病能够早期得到诊治，减少 RA 的致残率，提高风湿病患者的生活质量，改善风湿病患者的长期预后。

自"一市一科一中心"项目启动以来，全国所有省市都成立了风湿免疫学专科分会，实现了风湿免疫专科在全国均有学术团体的目标，各县、市级风湿免疫科的数量也增加了 1 倍，我国风湿病专科队伍已从原来的 6 千多人增长至 1.2 万余人，正在逐步实现"一市一科一中心"的学科发展要求。在中国医师协会风湿免疫科医师协会的领导下，多地的医师协会风湿免疫科医师分会成立了青年委员会，大力培养青年风湿病学人才，尤其是基层人才，促进基层医院风湿病学的发展。

CREDIT 项目的正式启动，进一步促进了"一市一科一中心"项目的深化与贯彻，通过在全国范围内对 RA 疾病的直报、规范化诊疗、疾病随访、患者教育等方面进行的巡讲培训，大大增强了基层风湿科医生对 RA 的疾病认识，增强了 RA 规范诊治的意识与能力。通过 RA 规范化诊疗的推广，探索出了一条在我国建立慢性风湿免疫病诊疗体系的路子，为进一步在全国规范 RA 的诊疗行为，建设一支高素质、高水平的诊疗队伍打下了坚实的基础，向能更好地满足 RA 患者的健康需求迈进了一大步。

二、我国类风湿关节炎专科医师队伍建设与发展变化

风湿免疫病学是内科学中非常重要的学科分支，风湿免疫病学的发展水平也是反映一个国家和地区医疗水平的重要体现。我国风湿免疫病学起步较晚，各地区发展极不平衡。与发达国家相比，我国风湿病发展水平还比较落后，风湿病专科医生数量严重短缺，与满足临床实际需要相差甚远。准确掌握我国风湿免疫专科医师的实际情况，是科学指导我国风湿病学发展的重要基础。建立起一支专业水平高、研究能力强的风湿免疫病学专科医师队伍，关心与支持他们的成长，为他们建立和提供良好的从业环境是我国风湿免疫病学能够可持续发展的基础。

为配合国家卫健委医政医管局《综合医院风湿免疫科建设与管理指南（试行）》的要求，持续推动中华医学会风湿病学会"一市一科一中心"学科建设项目的开展，中国医师协会风湿免疫科医师分会联合中华医学会风湿病学分会开展了 2019 年度全国风湿免疫专科医师及学科调研信息的更新工作。此次调研是继 2007 年首次全国学科调查以来的第 5 次调查（前 4 次调研分别是在 2007 年、2012 年、2015 年、2018 年），从业者调研工作也通过开放的专科医师注册平

台 http://reg.craweb.org，常规化、持续性开展，实现数据的持续更新和定期审核。

前四次全国风湿免疫专科医师学科调查结果显示，我国风湿免疫科专科医师数量存在巨大缺口，部分三级医院尚未设立风湿免疫科，如 2015 年前后，我国近 60% 的医院未设置独立的风湿免疫病专科，而超过 80% 的风湿免疫科医师都集中在三级医院，造成患者在基层医疗机构就诊时获得专业、规范诊疗的可能性很低 [196, 197]。此外，现有的一些风湿免疫病专业的从业医师是从其他专科转来的，没有接受过系统的风湿免疫病学知识培训，而且部分医师还兼顾诊治其他系统疾病，存在明显的专业化程度不高的问题。

截止至 2019 年 9 月 30 日，调查共涉及全国 2065 家医院，3626 个科室，其中独立风湿免疫病专科 1256 个，占 36%。与 2018 年的学科调查相比，增加了 76 个，增加幅度为 6.4%，但增幅低于其他内科学系科室 7.5% 的增幅。

医院类型与级别的分布显示，现有的 2065 家医院中，公立医院较 2018 年增加 44 家，达到 1892 家，占比为 92%，与 2018 年持平，其余为军队医院与私立医院。医院级别的分布显示，三级医院 1129 家，较 2018 年增加 18 家，占比 55%，与 2018 年完全相同；二级医院 820 家，较 2018 年增加 4 家。总体而言，2018 年与 2019 年的 2 次调查均显示在开展风湿病学专科诊疗工作的医疗机构中，二级及以上医院占全部级别医院的比例均为 95%，仍然显示发展的集中化与不均衡化。

对"一市一科"建设覆盖率分析显示，共有 11 个省市自治区达到 90% 及以上的"一市一科"覆盖率。

专科从业者学历变化显示，各层次学历的专科从业者人数均逐步增加，其中以博士学历人数增幅最大（具体见图 6-5-1）。

专科从业者职称变化显示各级职称的专科从业人数均在逐步增加，高级职称（主任医师、副主任医师）从业人员占比与 2018 年基本持平（具体见图 6-5-2）。

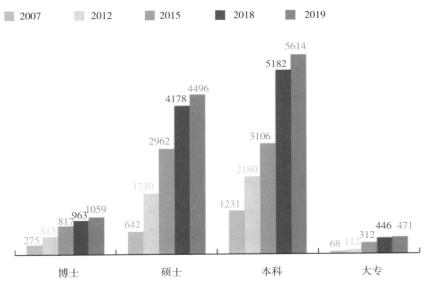

图 6-5-1　全国专科从业者学历变化

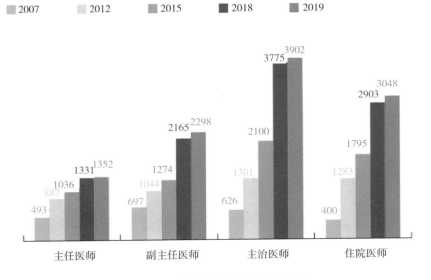

图 6-5-2　全国专科从业者职称变化

从以上数据可以看出，近年来风湿免疫病学迎来了快速发展的新时期，风湿免疫科专业医师队伍正在逐年扩大。纵观 5 次的调查数据，可以看出，在过去的 12 年间，我国风湿免疫病学得到了快速发展，我国风湿免疫专科数量及专科从业者数量逐步持续增加。

纵观历次调查结果，能够比较准确地反映今后我国风湿科专科医师的社会需求量，更好地了解各地区风湿免疫病专科发展情况与专科医师分布差异，为指导我国风湿病学科发展提供参考和指引。伴随着国家相关文件的出台，风湿免疫学科人才培养和学科建设正在有步骤、有计划、有规范地稳步推进，相信未来风湿免疫病学科将会得到更加迅速的发展。

第六章　抓住大好时机，促进学科快速发展

　　我国风湿病学学科建设起步晚、规模小，相比内科学系的其他学科，风湿免疫病学是一个十分弱小的学科，不仅从业医师数量少，在全国各医疗机构中的发展也极不均衡，各医疗机构对风湿病学科的发展也存在重视不足的现象。为了促进全国风湿病学科发展，由中华医学会风湿病学会动议，经与国家卫健委多次沟通、汇报后，引起了国家卫健委对风湿病学科发展的高度重视。因此，于 2019 年 10 月 31 日，国家卫生健康委员会发布了《综合医院风湿免疫科建设与管理指南（试行）》和《综合医院风湿免疫科基本标准指引（试行）》，指南的宗旨为加强综合医院对风湿免疫学科的建设与管理，以不断提高我国风湿免疫病的诊疗水平。指南要求对目前条件尚未达到要求的综合医院，应进一步加强风湿免疫科的建设，增加人员、配置设备、改善条件，健全制度，严格管理，逐步建立规范化的风湿免疫科；同时要求二级综合医院建立独立设置的风湿免疫科专科门诊，独立设置风湿免疫科病区或相对固定的住院床位。这些政策的出台无疑是我国风湿免疫科快速发展的东风，将对推动风湿免疫科学科发展起到关键性的指引作用。可以说，风湿免疫学科的发展迎来了历史上的春天。

第七篇

我国类风湿关节炎疾病防控策略

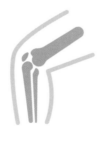

第一章　患者教育

近年来我国风湿免疫专科医师数量逐步增多，RA 的规范化诊治水平也有显著提升，但仍与西方发达国家存在较大的差距，尤其在患者教育与关怀方面差距更大。这一方面是由于我国 RA 患者数量大、风湿免疫病专科医师数量严重不足，以及传统理念等种种原因所致；另一方面与我国风湿免疫病慢病管理体系缺乏有关。多数发达国家不仅具备完整的疾病分级管理体系，能严格使不同层级的医疗机构提供不同层级的、持续性的医疗卫生服务，还更关注疾病的异质性和患者的依从性、个人生活习惯、家庭经济状况、心理因素等，这些分级旨在使疾病最大限度地得到持续性控制的同时，减轻患者的心理负担并使患者更乐观地"带病生存"。因此，加强患者教育、完善分级诊治网络体系建设、建立 RA 慢病管理体系将会是未来提高我国 RA 诊治水平的重要任务之一。

第二章 加强社区医师、家庭医生和护士在类风湿关节炎诊治中的作用

在 RA 慢病防治体系中，风湿免疫专科医师在明确诊断和拟定初步治疗方案后，需要主动、全面、连续地将疾病管理"向后"延伸，这就需要社区基层医师和家庭医生接过监测疾病活动度、评估药物不良反应、拟定康复计划、进行持续性患者教育的"接力棒"，这些工作对于进一步改善 RA 患者的持续达标和整体预后至关重要。

在我国，由于患者数量庞大，风湿免疫专科医师数量严重不足，单个患者就诊时间短，挂号预约时间长且常常"一号难求"，患者规律复诊难度大。风湿免疫科医师在与患者短时间的接触中，着重关注的是患者的临床症状，没有时间对病因、诊断、预后等做详尽的解释，对患者的依从性、生活习惯和内心感受缺乏应有的关注，造成患者对治疗效果、药物副作用过度忧虑和对病情的评估不准确，对平时锻炼、饮食盲目顾虑，加重了心理负担，造成患者的治疗依从性差，治疗方案违背率高，最终未能使病情得到满意的控制。据统计，部分医院风湿免疫科门诊患者不按医嘱服药者超过 30%，这与缺乏及时、全面的患者教育密切相关。提高患者教育水平、帮助患者更深入地认识疾病和药物，使其有效配合医师进行更科学、系统、规范的疾病治疗和管理，不但可以提升治疗效果、就医感受和满意度，更能使疾病最大限度得到持续性控制，还能预防和缓解自卑、焦虑、抑郁等负面情绪，保留和恢复患者的社会功能。

鉴于我国目前的现状，大型医院的风湿免疫科可以通过积极编写教科书，

定期开展 RA 疾病诊治培训班，指导所属地域内的基层医疗机构，提高社区基层医师和家庭医生对 RA 诊断治疗规范的认知度，提高他们对疾病活动度监测的掌握水平，加强他们对常用药物和康复治疗的了解。RA 患者每月由社区基层医师或家庭医生负责随诊，进行规范的疾病活动度监测、评估和对药物不良反应的评估。若 RA 得到有效控制，则根据相关指南和专科医师的建议进行药物调整，督促患者持续治疗。患者可定期（如 3～6 个月）回到风湿免疫病专科门诊进行阶段性评估，由风湿免疫专科医师根据评估结果，和患者一起拟定下一步的管理目标，调整和完善治疗方案；若疾病持续不缓解或出现新的并发症、药物不良反应等，社区医师和家庭医生可将患者预约转诊至专科医师进行会诊、调整治疗，使患者的疾病得到及时控制。

加强社区医师和家庭医生在 RA 诊治中的作用，让他们切实承担起对患者疾病活动度的评估、疾病咨询、心理疏导、安全用药指导、健康饮食、康复指导、建档随访、健康讲座等多方面的工作。在帮助患者最大限度地控制疾病本身和负向情绪的同时，基层医师也可以获得第一手的真实世界科研数据，帮助他们更好地开展科学研究工作。

加强临床药师在 RA 治疗和管理中的作用。RA 的治疗药物比较复杂，创新药物也越来越多，如何在临床上合理、安全地应用治疗药物，药师起到了至关重要的作用。药师参与 RA 治疗药物的临床处方审核、用药指导和用药教育，能让患者对 RA 的治疗药物有更深入的理解和认知，有助于提高治疗的依从性。

加强风湿免疫科专科护士在 RA 患者管理中的主导作用。RA 患者的诊治和管理需要多学科合作，护士应在患者的慢病管理中扮演主要角色，承担起定期与其他专业的健康工作者沟通的工作，密切配合基层医师、家庭医生对患者的躯体功能、心理、社会参与程度等各方面进行管理。多项研究显示，在 RA 的诊治和管理中，以风湿免疫专科护士为主导的多学科团队的参与，可以改善 RA 患者对疾病的控制感和自我效能，有效而经济地控制疾病。

　　随着"一市一科一中心"学科建设活动的推广，成立独立风湿免疫专科的医院已增至 100 余家，相关从业人员也增至 12 189 人。与此同时，基层医疗机构诊疗风湿免疫病的水平也得到明显提高，众多市、县级医院也纷纷成立了风湿免疫科，为我国风湿学科的快速全面发展奠定了坚实的基础。

第三章　建设我国风湿免疫病慢病防治体系

近年来，在我国风湿免疫病学者的不懈努力下，我国 RA 的诊治水平不断提高。但相对而言，对疾病诊断和治疗方案实施过程的管理和长期预后干预的重视还十分不足。由于缺乏科学的慢病防治体系，疏于对 RA 患者进行基本医疗知识教育和生活指导，导致患者依从性差、治疗方案违背率高，一些患者由于不当停药而导致疾病加重。建立科学的慢病防治体系，进行切实有效的慢病管理对维持 RA 患者的持续"达标"状态极为重要。科学的慢病防治体系，能使不同层级的医疗机构提供不同层级的医疗卫生服务，各尽其责，更关注 RA 的异质性和患者的依从性、个人生活习惯、家庭经济状况、心理因素等。通过不断"向后"延伸的疾病管理，提供全面、连续、主动的医疗服务以减轻 RA 患者规律复诊的难度，增加患者对疾病的了解、帮助其建立符合疾病客观规律的心理预期、减少对疾病和药物副作用的焦虑，提高依从性，使其能更好地与 RA "和谐共处"。

建立科学的慢病防治体系，既是为患者减轻痛苦、实现其康复和回归社会的必经之路，更是在我国医改新形势下学科建设和发展的重要内容。建立 RA 慢病防治体系，需要分别在大型医院和社区卫生服务中心成立专门的工作机构，设立专职或兼职人员，通过风湿免疫科专科医师、社区全科医师、药师、护理人员、康复师、营养师等人员组成的医疗团队，建立起"医护患一体化延伸型慢病防治体系"。在基层医疗机构疑诊为 RA 的初诊患者，应及时推荐至风湿免疫专科就诊。专科医师做出诊断并拟定治疗方案后，将患者转诊到风湿免疫病慢病管理门诊，由风湿免疫专科护士提供"积木式"的患者教育，包括所患疾病的病因及预后、药物的用法及用量、正确对待药物的不良反应、运动和饮食指导等。

要建立"医护患一体化慢病防治体系"需要从以下几个方面进行突破：

1. 健全医疗团队，提高疾病管理能力

区域级医疗中心的风湿免疫专科均应与其能辐射区域内的不同层级的医疗机构，建立起团队式或联盟式辐射关系，进行慢病管理，提供延续性医疗服务。同时应定期开办风湿免疫病学习班，指导辐射区域内的基层医疗机构的医务人员不断更新疾病知识，了解 RA 领域的进展，为他们做好患者的随诊服务提供知识保障。

2. 为基层医疗机构配备必要药品

在区域医疗中心药学部门的技术指导和监督下，建立起覆盖所属地域内不同层级医疗机构的、统一管理的药品联合购销体系，保证患者在长期服药过程中，不需要重返大医院开具处方取药，便能够获得同等质量的药品，以此确保患者在区域医疗中心和社区医疗机构在用药上的连贯性。

3. 强化患者疾病活动度的监测和健康教育

将评估 RA 疾病活动度的技能真正普及化，使患者在社区医院就能完成对疾病活动情况的评估。基层医疗机构还负责对患者进行长期、持续性的教育和宣教，普及 RA 的相关知识。

4. 搭建信息网络共享平台

应着力开发医疗信息网络共享平台，为更"智慧"的慢病防治体系提供技术支撑。全科医师可将患者每次随访时的病情活动度评估结果和实验室检查结

果实时传输至平台。患者返回专科就诊时，专科医师可以通过平台查阅患者在社区随诊的所有病历资料，了解患者的诊断和治疗方案，为调整治疗方案提供依据；患者返回社区后，社区医师通过平台能够浏览患者在区域医疗中心就诊的所有资料，为保持治疗的一致性提供第一手资料。另外，平台还可以集会诊、转诊功能于一体，若患者出现严重的病情变化、并发症和药物不良反应时，全科医师可第一时间在平台上申请专科医师会诊，为患者预约专科医师。

RA 的防治是一场"马拉松"，而非"百米赛"，其目标在于延缓病情进展、防治并发症、降低伤残率、延长寿命、提高生活质量、保留或恢复患者的社会功能。这就要求做到疾病的早期准确诊断、拟定适合患者的个体化治疗方案、坚持进行持续性的治疗。通过建立和实施规范、科学的慢病防治体系，使疾病在能够最大限度地持续得到控制的同时，减轻患者的心理和经济负担，以实现进一步改善 RA 患者整体预后的目标。

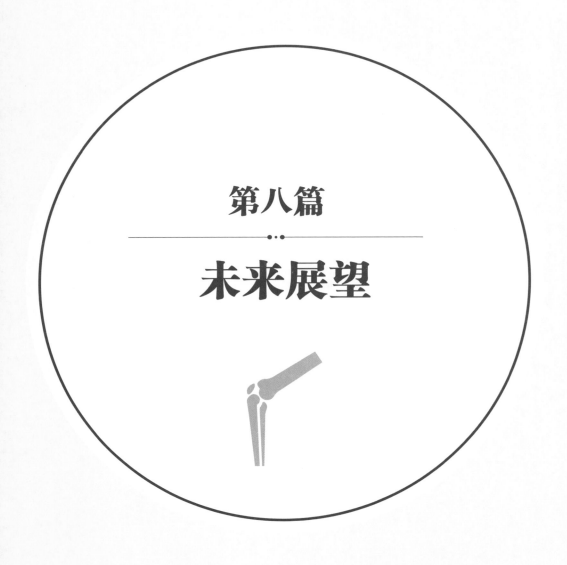

第八篇

未来展望

第一章　国家临床医学研究中心对我国类风湿关节炎研究的引领作用

2019 年 5 月科技部、国家卫生健康委员会、中央军委后勤保障部、国家药监局联合发布文件，正式认定第四批国家临床医学研究中心，正式批准了依托北京协和医院，成立我国首个皮肤与免疫疾病临床医学研究中心（NCRC-DID）。

北京协和医院作为我国风湿免疫疾病的学科发源地，开辟了风湿免疫疾病临床研究的先河。近年来，面向我国风湿免疫疾病的防治需求，在国家项目支持下，由北京协和医院牵头，联合全国近 800 家风湿病诊治中心，已初步形成了以系统性红斑狼疮诊治研究协作组（CSTAR）和国家风湿病数据中心（CRDC）为核心的研究网络，形成了我国风湿免疫病研究协作组织，创建了中国风湿病信息数据库、生物样本库（CRIP）、规范化培训和多学科交流平台（CREP），启动了中国风湿免疫病学界的多中心协作研究，发布了多个中国风湿免疫病学界的规范化诊治指南，建立了辐射全国的医联体联盟，建成了全球最大的风湿免疫疾病数据库和样本库，取得了一系列丰硕的临床研究成果，在风湿免疫疾病标准制定、人才培养、成果转化、学科建设中发挥了重要作用，成为全国风湿免疫学科的引领者。可以预测，NCRC 的成立，将助力我国风湿免疫病学科的快速发展，成为我国风湿免疫病领域研究能力快速提升的发动机和力量的源泉。

今后，NCRC 将充分发挥国家科技创新基地的优势，进一步完善"十家区域级中心、百家省级中心、千家地市级中心、万家社区级临床研究卫星单元"

的四级协作网络，开展疾病防控策略及诊疗策略研究、促进临床科研成果的转化和应用研究，进一步助力我国包括 RA 在内的风湿免疫病临床研究水平的快速提升，为改善我国的整体健康水平作出新贡献。

第二章　机遇与挑战

国家卫健委《综合医院风湿免疫科建设与管理指南（试行）》和《综合医院风湿免疫科基本标准指引（试行）》文件的发布和 NCRC 的成立，使我国风湿免疫病学科发展如虎添翼，将极大助力我国风湿免疫病学科建设与发展。但是，目前我国风湿免疫病的发展也面临着巨大的挑战。以 RA 为例，进一步促进学术界和临床医生对 RA 疾病的深度认知是当前迫切需要解决的问题，低认知度和低诊治水平，不仅不能让广大的 RA 患者从风湿免疫病学科的发展中获益，也将成为我国在 RA 领域进行高质量研究工作、使我国的 RA 研究跻身世界先进行列的最大障碍。因此，发起针对 RA 的大型流行病学调查，彻底摸清中国 RA 的现状，加强风湿病专科从业人员梯队建设、深化人才培养机制，建立跨学科的 RA 疾病诊治中心，针对 RA 进行综合防治是接下来的重要任务；建立 RA 专项科研基金，支持和鼓励临床医生和企业合作开展针对 RA 的研究是促进 RA 研究能力、提高 RA 研究水平的重要机制；组建 RA 临床研究联盟，通过合作共享，扩大临床研究的生态，提高针对中国 RA 的临床研究证据等级，为 RA 的预防、治疗提供科学的决策依据，是彻底改善我国 RA 诊治现状的重要路径。

第三章 未来的工作重点

当前我国 RA 的流行病学数据和学科资源数据显示，我国 RA 的诊治仍然面临巨大挑战，RA 仍然是严重影响我国人群健康水平的重大疾病；我国 RA 的防控形势依然严峻。为进一步推进我国的 RA 防治工作，未来需在我国建立起从基础到临床全覆盖的研究模式、需完成从单纯诊疗的医疗模式到慢病管理的理念转变，因此，未来的工作重点将是深化 RA 的基础与临床研究，包括机制研究、实现严格的 RCT 研究与真实世界临床研究的有机结合、重视药物经济学研究；同时充分利用研究成果，加快推动卫生决策和政策落地；在三级诊疗、医联体和医共体内推进 RA 的慢病防控；医保结合商业保险覆盖更多的 RA 患者，解决药物可及性和可支付性问题，加快治疗 RA 的新药研发，并贯彻"中西医并重"的发展理念；搭建 RA 的综合研究生态体系，加强防治、研究和产业平台的建设，调动社会各界力量的积极性和创造性，鼓励各界投入更多人力、资源来支持 RA 的研发，建立和完善符合中国人群的中国 RA 管理模式；探索不同地域的最佳中国实践，最终实现全人群 RA 的有效防控，推进健康中国建设。

第九篇

附　录

附件1 类风湿关节炎诊断（分类）标准

1958 年 ACR 类风湿关节炎诊断（分类）标准	
1	晨僵
2	关节肿胀
3	多关节肿胀
4	关节疼痛或功能障碍
5	对称性肿胀
6	类风湿结节
7	RF（+）
8	影像学改变
9	黏蛋白沉积
10	滑膜活检（+）
11	类风湿结节活检（+）

注：满足 3/11 项，疑似 RA；满足 5/11 项，确诊 RA；满足 7/11 项，典型 RA。

1987 年 ACR 类风湿关节炎分类标准 [198]		
1	晨僵	持续时间 ≥ 1h
2	多关节炎	14 个关节区中（两侧的近端指间关节、掌指关节、腕、肘、膝、踝及跖趾关节）≥ 3 个关节区同时肿胀或积液（不是单纯骨性隆起）
3	手关节炎	腕、掌指或近端指间关节炎中 ≥ 1 个关节肿胀
4	对称性关节炎	双侧关节同时受累（双侧近端指间关节、掌指关节及跖趾关节受累时，不一定绝对对称）
5	类风湿结节	骨突部位、伸肌表面或关节周围有皮下结节
6	类风湿因子阳性	任何检测方法证明血清类风湿因子含量异常

续表

1987 年 ACR 类风湿关节炎分类标准[198]		
7	影像学改变	在手和腕的后前位相上有典型的类风湿关节炎影像学改变，必须包括骨质侵蚀或受累关节及其邻近部位有明确的骨质脱钙

注：表中 1 ~ 4 项持续时间必须超过 6 周。符合 7 项中至少 4 项，并排除其他关节炎即可诊断 RA。

2010 年 ACR/EULAR 类风湿关节炎分类标准[199]	
关节受累	
1 个大关节	0
2 ~ 10 个大关节	1
1 ~ 3 个小关节	2
4 ~ 10 个小关节	3
> 10 个关节（至少 1 个小关节）	5
血清学	
RF 或抗 CCP 抗体均为阴性	0
RF 或抗 CCP 抗体至少一项低滴度阳性	2
RF 或抗 CCP 抗体至少一项高滴度阳性	3
滑膜炎持续时间	
< 6 周	0
≥ 6 周	1
急性时相反应物	
ESR 和 CRP 均正常	0
ESR 或 CRP 增高	1

总评分 > 6 分，可诊断为 RA

注：（1）小关节包括：掌指关节、近端指间关节、第 2 ~ 5 跖趾关节、腕关节；大关节包括：肩、肘、髋、膝和踝关节；（2）RF 或抗 CCP 抗体均为阴性：测量值 ≤ 正常值上限；RF 或抗 CCP 抗体低滴度阳性：≤ 3 倍正常值上限；RF 或抗 CCP 抗体高滴度阳性：≥ 3 倍正常值上限。

2012 年早期类风湿关节炎分类诊断标准[200]		
1	晨僵	持续时间≥ 30min
2	多关节炎	14 个关节区中（两侧的近端指间关节、掌指关节、腕、肘、膝、踝及跖趾关节）≥ 3 个关节区的关节炎
3	手关节炎	腕、掌指或近端指间关节至少 1 处关节肿胀
4	类风湿因子阳性	类风湿因子阳性
5	抗 CCP 抗体阳性	抗 CCP 抗体阳性

符合以上 5 项中至少 3 项，即可诊断 ERA。

附件 2 类风湿关节炎诊疗指南

一、针对早期 RA 有症状的患者的药物治疗建议

2015 年 ACR 类风湿关节炎诊治指南推荐意见	
治疗建议	证据等级和推荐强度
1　无论患者处于何等疾病活动水平，均遵循目标治疗策略而非无目标治疗方案	3A
2　低疾病活动度且尚未接受任何 DMARDs 治疗的患者： • 先尝试 DMARDs 单药（首选 MTX），之后尝试两联治疗 • 先尝试 DMARDs 单药，之后尝试三联治疗	3A 3A
3　中、高疾病活动度且尚未接受任何 DMARDs 治疗的患者： • 先尝试 DMARDs 单药，之后尝试两联治疗 • 先尝试 DMARDs 单药，之后尝试三联治疗	2B 1B
4　DMARDs 单药治疗无效的中、高疾病活动度患者（伴 / 不伴糖皮质激素），后续治疗方案可选择 DMARDs 联合 TNFi 或其他非 TNF 生物制剂（上述方案无先后顺序，可联合或不联合 MTX），而非继续 DMARDs 单药治疗	3A
5　DMARDs 经治患者，仍处于中、高疾病活动度： • 先尝试 TNFi，之后尝试托法替布单药 • 先尝试 TNFi+MTX，之后尝试托法替布 +MTX	3B 3B
6　如 DMARDs 或生物制剂治疗后，疾病仍处于中、高度活动，可适当加用低剂量糖皮质激素	2B/3B
7　如疾病复发，加用最低起效剂量糖皮质激素进行最短疗程治疗	4B

注：指南采用 GRADE 分级对证据等级进行评定，证据等级从 1～4 依次降低；推荐强度由专家组进行评定，A 为强推荐，表明评价者确信干预的益处远大于风险（反之亦然），B 为有条件推荐，表明干预的益处与风险尚不明确和（或）患者价值观与偏好的差异更显著。

二、针对长病程 RA 患者的药物治疗建议

2015 年 ACR 类风湿关节炎诊治指南推荐意见	
治疗建议	证据等级和推荐强度
1 不论疾病活动度水平如何，都应采用目标治疗策略，而不是无目标的治疗方式	2A
2 如果疾病活动度属于低度活动，对于未曾用过 DMARDs 的患者，都应先用 DMARDs 单药治疗（首选 MTX），而不是 TNF 抑制剂	3A
3 对于未曾用过 DMARDs 且病情为中、高度活动度的患者： • 先用 DMARDs 单药（首选 MTX），而不是托法替布 • 先用 DMARDs 单药（首选 MTX），而不是 DMARDs 联合	1B 2B
4 如果 DMARDs 单药治疗后的病情仍为中高度活动，应选择传统 DMARDs 联合，或者加用一种 TNF 抑制剂，或者加用一种非 TNF 生物制剂，或者应用托法替布（所有上述治疗均可联合或不联合 MTX，且没有优先顺序），不应再继续单用一种 DMARDs	2-4A
5 对于未联合 DMARDs、单独应用 TNF 抑制剂治疗且病情为中高度活动的患者，应在 TNF 抑制剂基础上加用 1 或 2 种传统 DMARDs，而不宜再继续单用 TNF 抑制剂	1A
6 如果单用一种 TNF 抑制剂未能控制的中高度活动病情， • 先考虑改换一种非 TNF 生物制剂，联合或不联合 MTX，其次再考虑换用另一种 TNF 抑制剂（联合或不联合 MTX） • 先考虑改换一种非 TNF 生物制剂，联合或不联合 MTX，其次再考虑换用托法替布（联合或不联合 MTX）	3-4B 4B
7 如果单用一种 TNF 抑制剂未能控制的中高度疾病活动情况，先考虑改换一种非 TNF 生物制剂，联合或不联合 MTX，其次再考虑换用托法替布（联合或不联合 MTX）	4B
8 如果序贯应用≥2 种 TNF 抑制剂而未能控制中高度活动病情，先考虑改换一种非 TNF 生物制剂，联合或不联合 MTX，其次再考虑换用另一种 TNF 抑制剂或者托法替布（联合或不联合 MTX）	4B
9 如果多种 TNF 抑制剂均不能控制中高度活动病情，而当前情况不允许选用非 TNF 生物制剂，可先考虑换用托法替布（联合或不联合 MTX），其次再考虑换用另一种 TNFi(联合或不联合 MTX）	3B

续表

治疗建议	证据等级和推荐强度
10 如果患者已用过至少一种 TNFi 和至少一种非 TNFi 生物制剂： • 先考虑应用另一种非 TNFi 生物制剂（联合或不联合 MTX），其次再考虑托法替布	4B
• 如果病情仍为中高度活动，应选择托法替布（联合或不联合 MTX），然后再考虑换用另一种 TNF 抑制剂	4B
11 如果 DMARDs、TNF 抑制剂或非 TNFi 生物制剂均不能控制中高度活动病情，可考虑加用短期低剂量糖皮质激素	1-2B
12 如果在应用 DMARDs、TNF 抑制剂或非 TNFi 生物制剂过程中病情复发，可考虑加用剂量尽可能低的糖皮质激素进行最短时间的诱导	4B
13 如果患者已获临床缓解： • 将 DMARDs 减量	3B
• 将 TNF 抑制剂、非 TNFi 生物制剂或托法替布减量（也请参考第 15 项建议）	2-4B
14 如果病情已达低度活动度： • 继续应用 DMARDs	2A
• 继续应用 TNF 抑制剂、非 TNFi 生物制剂或托法替布，而不是停用之前相应的的治疗	1-4A
15 如果患者已获临床缓解，不要停用所有 RA 治疗药物	4A

注：指南采用 GRADE 分级对证据等级进行评定，证据等级从 1～4 依次降低；推荐强度由专家组进行评定，A 为强推荐，表明评价者确信干预的益处远大于风险（反之亦然），B 为有条件推荐，表明干预的益处与风险尚不明确和（或）患者价值观与偏好的差异更显著。

2019 年 EULAR 类风湿关节炎诊治指南推荐意见
总原则
1 RA 患者的管理应以最佳治疗为目标，且必须基于患者与风湿病专科医师的共同决策。
2 制定治疗策略应基于疾病活动度和其他因素，例如结构损伤的进展、合并症和安全问题。
3 RA 患者的管理应主要由风湿病专科医生来承担。

续表

总原则	
4	RA 患者需要多种不同作用机制的药物来解决 RA 的异质性；可能需要终生多次连续治疗。
5	RA 会导致较高的个体、医疗及社会成本，所有这些都是风湿病专科医生应考虑的。

推荐建议（证据等级和推荐强度）		证据等级和推荐强度
1	RA 一经确诊，应立即开始应用 csDMARDs 进行治疗。	1a A
2	RA 的治疗应以患者的持续缓解或低疾病活动度为目标。	1a A
3	对于病情活动期的患者应加强监测频率（每 1～3 个月一次）；如果治疗 3 个月仍无改善或 6 个月仍未达标，则应及时调整治疗策略。	2b B
4	甲氨蝶呤（MTX）应作为首选治疗策略的一部分。	1a A
5	对于存在 MTX 禁忌证（或早期不耐受）的患者，可考虑应用来氟米特或柳氮磺吡啶。	1a A
6	在启动或改变 csDMARDs 治疗时应考虑短期应用糖皮质激素，可以采用不同的剂量和给药方式，但应根据临床可行性尽快减量。	1a A
7	如果初始 csDMARDs 治疗未达标，在无预后不良因素的情况下，应考虑使用其他 csDMARDs。	5 D
8	如果初始 csDMARDs 治疗未达标，在有预后不良因素的情况下，应考虑使用 bDMARDs 或 tsDMARDs。	1a A
9	bDMARDs 和 tsDMARDs 应与 csDMARD 联合使用；对于无法联合使用 csDMARDs 的患者，IL-6 通路抑制剂和 tsDMARDs 与其他 bDMARDs 相比可能具有优势。	1a A
10	如果一种 bDMARDs[*] 或 tsDMARDs[**] 治疗无效，则应考虑使用另一种 bDMARDs 或 tsDMARDs；如果一种 TNF 抑制剂治疗无效，可换用另一种 TNF 抑制剂或其他作用机制的药物。	[*]: 1b A [**]: 5 D
11	如果患者在糖皮质激素减量后仍可以维持持续缓解，可以考虑 bDMARDs 或 tsDMARDs 减量，尤其是在与 csDMARDs 联合使用时。	1b A
12	如果患者病情维持持续缓解，可以考虑逐渐减少 csDMARDs 用量。	1b A

注：指南采用牛津循证医学中心（Oxford Centre for Evidence Based Medicine）的标准对证据等级和推荐强度进行判定，证据等级从 1～5 依次降低（同级中 a＞b），推荐强度从 A～D 依次降低。

2018 年中国类风湿关节炎诊治指南推荐意见	
推荐意见	证据等级和推荐强度
1　RA 的早期诊断对治疗和预后影响重大，临床医师需结合患者的临床表现、实验室和影像学检查做出诊断。	1A
建议临床医师使用 1987 年 ACR 发布的 RA 分类标准与 2010 年 ACR/EULAR 发布的 RA 分类标准做出诊断。	2B
2　建议临床医师根据 RA 患者的症状和体征，在条件允许的情况下，恰当选用 X 线、超声、CT 和磁共振成像（MRI）等影像技术。	2B
3　RA 的治疗原则为早期、规范治疗，定期监测与随访。	1A
RA 的治疗目标是达到疾病缓解或低疾病活动度，即达标治疗，最终目的为控制病情、减少致残率，改善患者的生活质量。	1B
4　对 RA 治疗未达标者，建议每 1 ~ 3 个月对其疾病活动度监测 1 次；	2B
对初始治疗和中 / 高疾病活动度者，监测频率为每月 1 次；	2B
对治疗已达标者，建议其监测频率为每 3 ~ 6 个月 1 次。	2B
5　RA 治疗方案的选择应综合考虑关节疼痛、肿胀数量，ESR、CRP、RF 及抗环瓜氨酸蛋白抗体（ACPA）的数值等实验室指标。	2A
同时要考虑关节外受累情况；此外还应注意监测 RA 的常见合并症，如心血管疾病、骨质疏松、恶性肿瘤等。	2A
6　RA 患者一经确诊，应尽早开始传统合成 DMARDs 治疗。推荐首选甲氨蝶呤单用。	1A
存在甲氨蝶呤禁忌时，考虑单用来氟米特或柳氮磺吡啶。	2A
7　单一传统合成 DMARDs 治疗未达标时，建议联合另一种或两种传统合成 DMARDs 进行治疗；	2B
或一种传统合成 DMARDs 联合一种生物制剂 DMARDs 进行治疗；	2B
或一种传统合成 DMARDs 联合一种靶向合成 DMARDs 进行治疗。	2B
8　中 / 高疾病活动度的 RA 患者建议传统合成 DMARDs 联合糖皮质激素治疗以快速控制症状。	2B
治疗过程中应密切监测不良反应。不推荐单用或长期大剂量使用糖皮质激素。	1A

续表

	推荐意见	证据等级和推荐强度
9	RA 患者在使用生物制剂 DMARDs 或靶向合成 DMARDs 治疗达标后，可考虑对其逐渐减量，减量过程中需严密监测，谨防复发。	3B
	在减量过程中，如 RA 患者处于持续临床缓解状态 1 年以上，临床医师和患者可根据实际情况讨论是否停用。	3B
10	建议 RA 患者注意生活方式的调整，包括禁烟、控制体重、合理饮食和适当运动。	3B

注：指南采用 GRADE 分级对证据等级进行评定，证据等级从 1～4 依次降低；推荐强度由专家组进行评定，A 为强推荐，表明评价者确信干预的益处远大于风险（反之亦然），B 为有条件推荐，表明干预的益处与风险尚不明确和（或）患者价值观与偏好的差异更显著。

附件 3　国家卫生健康委办公厅关于印发
综合医院风湿免疫科建设与
管理指南（试行）的通知

1. 综合医院风湿免疫科建设与管理指南（试行）

第一条　为指导和规范综合医院风湿免疫科建设与管理，提高风湿免疫疾病诊疗能力和服务水平，保障医疗质量安全，根据《执业医师法》《医疗机构管理条例》和《护士条例》等有关法律法规，制定本指南。

第二条　本指南是对二级以上综合医院（以下简称综合医院）设置风湿免疫科和开展相关医疗服务的基本要求。综合医院风湿免疫科应当按照《综合医院风湿免疫科基本标准指引（试行）》设置科室，并遵循本指南进行建设和管理。

第三条　开展风湿免疫疾病诊疗相关服务的综合医院，应当加强科室建设，具备条件的三级综合医院原则上应当设立独立科室，科室名称统一为风湿免疫科。鼓励有条件的二级综合医院和其他类别的医疗机构设立独立的风湿免疫科。

第四条　三级综合医院风湿免疫科主要提供风湿免疫疾病急危重症和疑难复杂疾病的诊疗服务，重点发挥在医学科学研究、技术创新、规范诊疗和学科人才培养等方面的引领和带动作用。二级综合医院风湿免疫科主要为区域内风湿免疫常见病、多发病提供日常规范诊疗和疾病管理服务，接收三级综合医院转诊的急性病恢复期患者、术后恢复期患者及危重症稳定期患者，以及承担急危重症患者抢救和疑难复杂疾病向上转诊服务。

第五条 综合医院应当具备与其规模、功能和任务相适应的诊疗场所、专业人员、设备设施以及相应的工作制度，加强医学影像、临床检验等相关科室建设，以保障风湿免疫疾病诊疗相关工作有效开展。

第六条 综合医院应当保证风湿免疫科专业技术人员层次、结构合理，明确岗位责任分工，促进科室内及相关科室间团队协作，完善、优化相关服务流程。

第七条 综合医院应当制定学科人才培养计划和岗位培训计划，不断提高风湿免疫疾病诊断、治疗、护理、检验、影像等相关医务人员专业水平。将风湿免疫疾病诊疗相关知识、技能纳入医务人员继续教育、培训、考核范畴，并定期进行考核与评估。

第八条 综合医院应当加强以电子病历为核心的信息化建设，将风湿免疫科及相关学科纳入信息化建设范畴整体推进。

第九条 综合医院应当根据本指南要求加强风湿免疫科管理，建立相关管理制度体系，制定风湿免疫疾病相关质量控制标准，加强对风湿免疫科的医疗质量管理与评价，不断提高风湿免疫疾病诊疗能力和服务水平，保障医疗质量安全。

第十条 综合医院应当认真遵守有关法律法规、规章制度，遵循相关医疗标准、指南、规范、操作规程、临床路径等，结合实际制定本机构风湿免疫疾病相关诊疗规范、操作规程、临床路径及质控标准等，规范开展风湿免疫疾病诊疗活动。

第十一条 综合医院风湿免疫科应当按照有关规定规范书写、保存病历等医疗文书，利用信息化手段提高医疗服务效率和决策水平，加强相关诊疗信息统计分析。

第十二条 综合医院应当加强与其他医疗卫生机构的联系，推动构建风湿免疫疾病患者上下转诊、急慢分治的分级诊疗体系。

第十三条 各级卫生健康行政部门应当加强对综合医院风湿免疫科建设管

理工作的监督和指导，将风湿免疫科建设管理有关要求纳入医院评审评价、医疗质量控制评估指标体系，加大管理力度。

第十四条 各级卫生健康行政部门应当重视区域内风湿免疫疾病诊疗服务体系建设。组织辖区内诊疗能力强的有关综合医院牵头组建医联体，支持开展相关技术培训和业务指导，辐射带动区域内风湿免疫疾病诊疗服务网络建设，构建分级诊疗和全流程服务管理体系。

第十五条 综合医院应当按照上级卫生健康行政部门组织安排，落实相关任务要求，对相关医疗卫生机构开展技术培训和业务指导，提升基层诊疗能力和服务水平。

第十六条 综合医院应当积极配合卫生健康行政部门或其委托的组织、机构开展检查评估、质量控制等工作，不得拒绝和阻挠，不得提供虚假材料。

第十七条 本指南自发布之日起施行。

2. 综合医院风湿免疫科基本标准指引（试行）

三级综合医院风湿免疫科

一、科室和床位

（一）科室。独立设置门诊诊室和病区。

（二）床位。风湿免疫科开放床位 ≥ 10 张，每床建筑面积不少于 60 平方米，病房每床净使用面积不少于 6 平方米。

二、人员

（一）医师。至少有 3 名医师，其中 1 名医师应当具有风湿免疫专业副高级以上专业技术职务任职资格。承担教学和科研任务的医院应当适当增加人员。

每增加 10 张床位，至少应当增加 1 名具有风湿免疫专业中级专业技术职务任职资格的医师。

科室主任应当具备风湿免疫专业副高或副高以上专业技术职务任职资格。

（二）护士。每张风湿免疫科病床应当至少配备 0.4 名护士，其中每 10 张床位至少有 1 名护士具有中级以上护理专业技术职务任职资格。

三、设备设施和支撑条件

（一）专科设备和支撑条件。医院应当具有独立的检验科、放射科、眼科、口腔科及病理科，支持风湿免疫疾病的相应检查。检验科可进行风湿免疫疾病的相应专科实验室检查，包括诊治必需的自身抗体检查等。

可以通过与经卫生健康行政部门批准的第三方检验机构合作的方式实现相关检验需求。

（二）基本设备和支撑条件。病房应当具备供氧设备、吸引器、压缩空气、生命体征监护设备、消毒设施、基本抢救设备设施及无障碍设施。

门诊应当设立独立的治疗室或相对独立的治疗场所，可进行关节穿刺术、免疫抑制剂及生物制剂的输注和紧急情况处理。

二级综合医院风湿免疫科

一、科室和床位

（一）科室。独立设置的风湿免疫科专科门诊，独立设置的风湿免疫科病区或相对固定的住院床位。

（二）床位。风湿免疫科开放床位 ≥ 8 张。每床建筑面积不少于 45 平方米，病房每床净使用面积不少于 5 平方米。

二、人员

（一）医师。至少有 2 名医师，其中 1 名医师应当具有风湿免疫专业中级以上专业技术职务任职资格，并经过三级医院风湿免疫专科培训半年以上。

每增加 10 张床位，应当增加 1 名医师。

设立独立风湿免疫科病区的风湿免疫科设置科主任岗位。科主任应当由具有中级以上风湿免疫科专业技术职务任职资格，并从事本专科工作 5 年以上的医师担任。

（二）护士。每张风湿免疫科病床应当至少配备 0.4 名护士，其中至少有 1 名经过风湿免疫专科护理培训半年以上。风湿免疫科专科门诊至少配备 1 名相对固定的，经过风湿免疫专科护理知识技能培训 3 个月以上的护士。

三、设备设施和支撑条件

（一）专科设备和支撑条件。所在医院应当具有独立的检验科，支持风湿免疫疾病的常规检查，包括必需的自身抗体检查等。

可以通过与经卫生健康行政部门批准的第三方检验机构合作的方式实现相关检验需求。

（二）基本设备和支撑条件。病房应当具备供氧设备、吸引器、压缩空气、生命体征监护设备、消毒设施、基本抢救设备设施及无障碍设施。

门诊应当设立独立的治疗室或相对独立的治疗场所，可进行免疫抑制剂及生物制剂的输注和紧急情况处理。

参考文献

[1] Frisell T, Saevarsdottir S, Askling J. Family history of rheumatoid arthritis: an old concept with new developments[J]. Nat Rev Rheumatol, 2016, 12(6): 335-343.

[2] Silman AJ, Pearson JE. Epidemiology and genetics of rheumatoid arthritis[J]. Arthritis Res, 2002, 4(Suppl 3): S265-272.

[3] Silman AJ, MacGregor AJ, Thomson W,et al. Twin concordance rates for rheumatoid arthritis: results from a nationwide study[J]. Br J Rheumatol, 1993, 32(10): 903-907.

[4] Viatte S, Plant D, Han B, et al. Association of HLA-DRB1 haplotypes with rheumatoid arthritis severity, mortality, and treatment response[J]. JAMA, 2015, 313(16): 1645-1656.

[5] Smolen JS, Aletaha D, McInnes IB. Rheumatoid arthritis[J]. Lancet, 2016, 388(10055): 2023-2038.

[6] Okada Y, Wu D, Trynka G, et al. Genetics of rheumatoid arthritis contributes to biology and drug discovery[J]. Nature, 2014, 506(7488): 376-381.

[7] Kurkó J, Besenyei T, Laki J, et al. Genetics of rheumatoid arthritis - a comprehensive review[J]. Clin Rev Allergy Immunol, 2013, 45(2): 170-179.

[8] Huizinga TW, Huizinga TWJ, Amos CI, et al. Refining the complex rheumatoid arthritis phenotype based on specificity of the HLA-DRB1 shared epitope for antibodies to citrullinated proteins[J]. Arthritis Rheum, 2005, 52(11): 3433-3438.

[9] 潘正论 , 张源潮 . 中国内地人群类风湿关节炎与 HLA-DRB1 共同表位基因关联性的 Meta 分析 [J]. 中华风湿病学杂志 , 2004, 8(11): 662-668.

[10] Danoy P, Wei M, Johanna H, et al. Association of variants in MMEL1 and CTLA4 with rheumatoid arthritis in the Han Chinese population[J]. Ann Rheum Dis, 2011, 70(10): 1793-1797.

[11] Jiang L, Yin J, Ye LY, et al. Novel risk loci for rheumatoid arthritis in Han Chinese and congruence with risk variants in Europeans[J]. Arthritis Rheumatol, 2014, 66(5): 1121-1132.

[12] Guo J, Zhang T, Cao H, et al. Sequencing of the MHC region defines HLA-DQA1 as the major genetic risk for seropositive rheumatoid arthritis in Han Chinese population[J]. Ann Rheum Dis, 2019, 78(6): 773-780.

[13]　Firestein GS,Budd RC,McInnes IB,et al. 凯利风湿病学（第 9 版）[M]. 栗占国，主译．北京：北京大学医学出版社，2015.

[14]　Pollard KM. Silica, silicosis, and autoimmunity[J]. Front Immunol, 2016, 7: 97.

[15]　Parks CG, Hoppin JA, De Roos AJ, et al. Rheumatoid arthritis in agricultural health study Spouses: associations with pesticides and other farm exposures[J]. Environ Health Perspect, 2016, 124(11): 1728-1734.

[16]　de Oliveira Ferreira R, de Brito Silva R, Magno MB, et al. Does periodontitis represent a risk factor for rheumatoid arthritis?A systematic review and meta-analysis[J].Ther Adv Musculoskelet Dis, 2019, 11: 1759720X19858514.

[17]　Deane KD, Demoruelle MK, Kelmenson LB,et al. Genetic and environmental risk factors for rheumatoid arthritis[J]. Best Pract Res Clin Rheumatol, 2017, 31(1): 3-18.

[18]　Sugiyama D, Nishimura K, Tamaki K, et al. Impact of smoking as a risk factor for developing rheumatoid arthritis: a meta-analysis of observational studies[J]. Ann Rheum Dis, 2010, 69(1): 70-81.

[19]　Di Giuseppe D, Discacciati A, Orsini N, et al. Cigarette smoking and risk of rheumatoid arthritis: a dose-response meta-analysis[J]. Arthritis Res Ther, 2014, 16(2): R61.

[20]　Yin J, He DY, Jiang L, et al. Influence of cigarette smoking on rheumatoid arthritis risk in the Han Chinese Population[J]. Front Med（Lausanne), 2017, 4: 76.

[21]　van der Woude D, van der Helm-van Mil AHM. Update on the epidemiology, risk factors, and disease outcomes of rheumatoid arthritis[J]. Best Pract Res Clin Rheumatol, 2018, 32(2): 174-187.

[22]　Feng J, Chen Q, Yu FF, et al. Body mass index and risk of rheumatoid arthritis: a meta-analysis of observational studies[J]. Medicine（Baltimore), 2016, 95(8): e2859.

[23]　Sundstrom B, Johansson I, Rantapaa-Dahlqvist S. Interaction between dietary sodium and smoking increases the risk for rheumatoid arthritis: results from a nested case-control study[J]. Rheumatology（Oxford), 2015, 54(3): 487-493.

[24]　Scott IC, Tan R, Stahl D, et al. The protective effect of alcohol on developing rheumatoid arthritis: a systematic review and meta-analysis[J]. Rheumatology（Oxford), 2013, 52(5): 856-867.

[25]　Proudman SM, James MJ, Spargo LD, et al. Fish oil in recent onset rheumatoid arthritis: a randomised, double-blind controlled trial within algorithm-based drug use[J]. Ann Rheum Dis, 2015, 74(1): 89-95.

[26]　Fu LY, Zhang JM, Jin L, et al. A case-control study of rheumatoid arthritis revealed abdominal obesity and environmental risk factor interactions in northern China[J]. Mod Rheumatol, 2018, 28(2): 249-257.

[27] Cutolo M, Villaggio B, Craviotto C, et al. Sex hormones and rheumatoid arthritis[J]. Autoimmun Rev, 2002, 1(5): 284-289.

[28] Wong LE, Huang WT, Pope JE, et al. Effect of age at menopause on disease presentation in early rheumatoid arthritis: results from the Canadian Early Arthritis Cohort[J]. Arthritis Care Res（Hoboken), 2015, 67(5): 616-623.

[29] Orellana C, Saevarsdottir S, Klareskog L, et al. Postmenopausal hormone therapy and the risk of rheumatoid arthritis: results from the Swedish EIRA population-based case-control study[J]. Eur J Epidemiol, 2015, 30(5): 449-457.

[30] Yap HY, Tee SZ, Wong MM, et al. Pathogenic role of immune cells in rheumatoid arthritis: implications in clinical treatment and biomarker development[J]. Cells, 2018, 7(10):161.

[31] McInnes IB, Liew FY. Cytokine networks—towards new therapies for rheumatoid arthritis[J]. Nat Clin Pract Rheumatol, 2005, 1(1): 31-39.

[32] Neumann E, Gay S, Muller-Ladner U. The RANK/RANKL/osteoprotegerin system in rheumatoid arthritis: new insights from animal models[J]. Arthritis Rheum, 2005, 52(10): 2960-2967.

[33] 中华医学会风湿病学分会. 类风湿关节炎诊断及治疗指南 [J]. 中华风湿病学杂志, 2010, 14(4): 265-270.

[34] Lora V, Cerroni L, Cota C.Skin manifestations of rheumatoid arthritis[J]. G Ital Dermatol Venereol, 2018, 153(2): 243-255.

[35] Artifoni M, Rothschild PR, Brézin A, et al. Ocular inflammatory diseases associated with rheumatoid arthritis[J]. Nat Rev Rheumatol, 2014, 10(2): 108-116.

[36] Corrao S, Messina S, Pistone G, et al. Heart involvement in rheumatoid arthritis: systematic review and meta-analysis[J]. Int J Cardiol, 2013, 167(5): 2031-2038.

[37] Bandyopadhyay D, Banerjee U, Hajra A, et al. Trends of cardiac complications in patients with rheumatoid arthritis: analysis of the United States National inpatient sample; 2005-2014[J]. Curr Probl Cardiol, 2021, 46(3): 100455.

[38] Giles JT.Extra-articular manifestations and comorbidity in rheumatoid arthritis: potential impact of pre-rheumatoid arthritis prevention[J]. Clin Ther, 2019, 41(7): 1246-1255.

[39] Bayrak AO, Durmus D, Durmaz Y, et al. Electrophysiological assessment of polyneuropathic involvement in rheumatoid arthritis: relationships among demographic, clinical and laboratory findings[J]. Neurol Res, 2010, 32(7): 711-4.

[40] DeQuattro K, Imboden JB. Neurologic manifestations of rheumatoid arthritis[J]. Rheum Dis Clin North Am, 2017, 43(4): 561-571.

[41] Metzler C, Arlt AC, Gross WL, et al. Peripheral neuropathy in patients with systemic rheumatic diseases treated with leflunomide[J]. Ann Rheum Dis, 2005, 64(12): 1798-1800.

[42] Kaltsonoudis E, Zikou AK, Voulgari PV, et al. Neurological adverse events in patients receiving anti-TNF therapy: a prospective imaging and electrophysiological study[J]. Arthritis Res Ther, 2014, 16(3): R125.

[43] Kaeley N, Ahmad S, Pathania M, et al. Prevalence and patterns of peripheral neuropathy in patients of rheumatoid arthritis[J]. J Family Med Prim Care, 2019, 8(1): 22-26.

[44] Prete M, Racanelli V, Digiglio L, et al. Extra-articular manifestations of rheumatoid arthritis: An update[J]. Autoimmun Rev, 2011, 11(2): 123-131.

[45] Kapoor T, Bathon J.Renal manifestations of rheumatoid arthritis[J]. Rheum Dis Clin North Am, 2018, 44(4): 571-584.

[46] Smolen JS, Aletaha D.The assessment of disease activity in rheumatoid arthritis[J].Clin Exp Rheumatol, 2010, 28(3 Suppl 59): S18-27.

[47] Prevoo ML, van 't Hof MA, Kuper HH, et al. Modified disease activity scores that include twenty-eight-joint counts. Development and validation in a prospective longitudinal study of patients with rheumatoid arthritis[J]. Arthritis Rheum, 1995, 38(1): 44-48.

[48] Maini R, St Clair EW, Breedveld F, et al. Infliximab（chimeric anti-tumour necrosis factor alpha monoclonal antibody) versus placebo in rheumatoid arthritis patients receiving concomitant methotrexate: a randomised phase III trial. ATTRACT Study Group[J]. Lancet, 1999, 354(9194): 1932-1939.

[49] Moreland LW, Schiff MH, Baumgartner SW, et al. Etanercept therapy in rheumatoid arthritis. A randomized, controlled trial[J]. Ann Intern Med, 1999, 130(6): 478-486.

[50] van de Putte LB, Atkins C, Malaise M, et al. Efficacy and safety of adalimumab as monotherapy in patients with rheumatoid arthritis for whom previous disease modifying antirheumatic drug treatment has failed[J]. Ann Rheum Dis, 2004, 63(5): 508-516.

[51] Li Z, Zhang F, Kay J, et al. Efficacy and safety results from a Phase 3, randomized, placebo-controlled trial of subcutaneous golimumab in Chinese patients with active rheumatoid arthritis despite methotrexate therapy[J]. Int J Rheum Dis, 2016, 19(11): 1143-1156.

[52] 李岩异, 张卫婷. IL-6:TNF-α 之后的类风湿关节炎治疗关键靶点 [J]. 生物工程学报,2017, 33(1): 36-43.

[53] 刘爽 , 叶华 . 在类风湿关节炎及其他炎性疾病中白细胞介素 -6 受体抑制剂阻断白细胞介素 -6 作用的专家共识 [J]. 中华风湿病学杂志 ,2013, 17(3): 208.

[54] Genovese MC, Becker JC, Schiff M, et al. Abatacept for rheumatoid arthritis refractory to tumor necrosis factor alpha inhibition[J]. N Engl J Med, 2005, 353(11): 1114-1123.

[55] van Vollenhoven RF, Fleischmann R, Cohen S, et al. Tofacitinib or adalimumab versus placebo in rheumatoid arthritis[J]. N Engl J Med, 2012, 367(6): 508-519.

[56] Fleischmann R, Mysler E, Hall S,et al. Efficacy and safety of tofacitinib monotherapy,

tofacitinib with methotrexate, and adalimumab with methotrexate in patients with rheumatoid arthritis（ORAL Strategy): a phase 3b/4, double-blind, head-to-head, randomised controlled trial[J]. Lancet, 2017, 390(10093): 457-468.

[57] Cohen SB, Tanaka Y, Mariette X, et al. Long-term safety of tofacitinib for the treatment of rheumatoid arthritis up to 8.5 years: integrated analysis of data from the global clinical trials[J]. Ann Rheum Dis, 2017, 76(7): 1253-1262.

[58] Cohen S, Radominski SC, Gomez-Reino JJ,et al. Analysis of infections and all-cause mortality in phase II, phase III, and long-term extension studies of tofacitinib in patients with rheumatoid arthritis[J]. Arthritis Rheumatol, 2014, 66(11): 2924-2937.

[59] Yang M, Guo MY, Luo Y, et al. Effect of Artemisia annua extract on treating active rheumatoid arthritis: A randomized controlled trial[J]. Chin J Integr Med, 2017, 23(7): 496-503.

[60] 中华医学会风湿病学分会 . 2018 中国类风湿关节炎诊疗指南 [J]. 中华内科杂志 , 2018, 57(4): 242-251.

[61] Zhou YZ, Zhao LD, Chene H, et al. Comparison of the impact of Tripterygium wilfordii Hook F and Methotrexate treatment on radiological progression in active rheumatoid arthritis: 2-year follow up of a randomized, non-blinded, controlled study[J]. Arthritis Res Ther, 2018, 20(1): 70.

[62] Luo J, Song WJ, Xu Y, et al. Benefits and safety of tripterygium glycosides and total glucosides of paeony for rheumatoid arthritis: An overview of systematic reviews[J]. Chin J Integr Med, 2019, 25(9): 696-703.

[63] Liu W, Zhang Y, Zhu W, et al. Sinomenine inhibits the progression of rheumatoid arthritis by regulating the secretion of inflammatory cytokines and monocyte/macrophage subsets[J]. Front Immunol, 2018, 9: 2228.

[64] Metsios GS, Stavropoulos-Kalinoglou A, Kitas GD. The role of exercise in the management of rheumatoid arthritis[J]. Expert Rev Clin Immunol, 2015, 11(10): 1121-1130.

[65] Agca R, Heslinga SC, Rollefstad S, et al. EULAR recommendations for cardiovascular disease risk management in patients with rheumatoid arthritis and other forms of inflammatory joint disorders: 2015/2016 update[J]. Ann Rheum Dis, 2017, 76(1): 17-28.

[66] Feldthusen C, Dean E, Forsblad-d'Elia H, et al. Effects of person-centered physical therapy on fatigue-related variables in persons with rheumatoid arthritis: A randomized controlled trial[J]. Arch Phys Med Rehabil, 2016, 97(1): 26-36.

[67] Lamb SE, Williamson EM, Heine PJ, et al. Exercises to improve function of the rheumatoid hand（SARAH): a randomised controlled trial[J]. Lancet, 2015, 385(9966): 421-429.

[68] Goekoop-Ruiterman YP, de Vries-Bouwstra JK, Allaart CF, et al. Clinical and radiographic

outcomes of four different treatment strategies in patients with early rheumatoid arthritis（the BeSt study): a randomized, controlled trial[J]. Arthritis Rheum, 2005, 52(11): 3381-3390.

[69] Aletaha D, Smolen JS. Diagnosis and Management of Rheumatoid Arthritis: A Review[J]. JAMA, 2018, 320(13): 1360-1372.

[70] Singh JA, Saag KG, Bridges SLJr, et al. 2015 American College of Rheumatology Guideline for the treatment of rheumatoid arthritis[J]. Arthritis Rheumatol, 2016, 68(1): 1-26.

[71] （美）Cush JJ，（美）Weinb ME. 曾小峰，主译. 类风湿关节炎诊断与治疗 [M]. 北京：科学技术文献出版社 , 2018.

[72] Anderson JJ, Wells G, Verhoeven AC, et al. Factors predicting response to treatment in rheumatoid arthritis: the importance of disease duration[J]. Arthritis Rheum, 2000, 43(1): 22-29.

[73] Guidelines for the management of rheumatoid arthritis. American College of Rheumatology Ad Hoc Committee on Clinical Guidelines[J]. Arthritis Rheum, 1996, 39(5): 713-722.

[74] Guidelines for monitoring drug therapy in rheumatoid arthritis. American College of Rheumatology Ad Hoc Committee on Clinical Guidelines[J]. Arthritis Rheum, 1996, 39(5): 723-731.

[75] Newsome G. Guidelines for the management of rheumatoid arthritis: 2002 update[J]. J Am Acad Nurse Pract, 2002, 14(10): 432-437.

[76] Saag KG, Teng GG, Patkar NM, et al. American College of Rheumatology 2008 recommendations for the use of nonbiologic and biologic disease-modifying antirheumatic drugs in rheumatoid arthritis[J]. Arthritis Rheum, 2008, 59(6): 762-784.

[77] Singh JA, Furst DE, Bharat A, et al. 2012 update of the 2008 American College of Rheumatology recommendations for the use of disease-modifying antirheumatic drugs and biologic agents in the treatment of rheumatoid arthritis[J]. Arthritis Care Res（Hoboken), 2012, 64(5): 625-639.

[78] Smolen JS, Landewé R, Breedveld FC, et al. EULAR recommendations for the management of rheumatoid arthritis with synthetic and biological disease-modifying antirheumatic drugs[J]. Ann Rheum Dis, 2010, 69(6): 964-975.

[79] Smolen JS, Landewé R, Breedveld FC, et al. EULAR recommendations for the management of rheumatoid arthritis with synthetic and biological disease-modifying antirheumatic drugs: 2013 update[J]. Ann Rheum Dis, 2014, 73(3): 492-509.

[80] Smolen JS, Landewé R, Bijlsma J, et al. EULAR recommendations for the management of rheumatoid arthritis with synthetic and biological disease-modifying antirheumatic drugs: 2016 update[J]. Ann Rheum Dis, 2017, 76(6): 960-977.

[81] Zeng QY, Chen R, Darmawan J, et al. Rheumatic diseases in China[J]. Arthritis Res Ther, 2008, 10(1): R17.

[82] Alamanos Y, Voulgari PV, Drosos AA. Incidence and prevalence of rheumatoid arthritis, based on the 1987 American College of Rheumatology criteria: a systematic review[J]. Semin Arthritis Rheum, 2006, 36(3): 182-188.

[83] Global Burden of Disease Study 2013 Collaborators. Global, regional, and national incidence, prevalence, and years lived with disability for 301 acute and chronic diseases and injuries in 188 countries, 1990-2013: a systematic analysis for the Global Burden of Disease Study 2013[J]. Lancet, 2015, 386(9995): 743-800.

[84] Minichiello E, Semerano L, Boissier MC. Time trends in the incidence, prevalence, and severity of rheumatoid arthritis: A systematic literature review[J]. Joint Bone Spine, 2016, 83(6): 625-630.

[85] Hunter TM, Boytsov NN, Zhang X, et al. Prevalence of rheumatoid arthritis in the United States adult population in healthcare claims databases, 2004-2014[J]. Rheumatol Int, 2017, 37(9): 1551-1557.

[86] Canadian Chronic Disease Surveillance System（CCDSS）. 2020; Available [DB/OL]. https://health-infobase.canada.ca/ccdss/data-tool/.

[87] Steffen A, Holstiege J, Goffrier B, Bätzing J. Epidemiology of rheumatoid arthritis in Germany – an analysis based on nationwide claims data of outpatient care. Central esearch Institute of Ambulatory Health Care in Germany (Zi). Versorgungsatlas Report No. 17/08. Berlin 2017.

[88] Li R, Sun J, Ren LM, et al. Epidemiology of eight common rheumatic diseases in China: a large-scale cross-sectional survey in Beijing[J]. Rheumatology（Oxford）, 2012, 51(4): 721-729.

[89] Kato E, Sawada T, Tahara K, et al. The age at onset of rheumatoid arthritis is increasing in Japan: a nationwide database study[J]. Int J Rheum Dis, 2017, 20(7): 839-845.

[90] Carmona L, Cross M, Williams B, et al. Rheumatoid arthritis[J]. Best Pract Res Clin Rheumatol, 2010, 24(6): 733-745.

[91] GBD 2017 DALYs and HALE Collaborators. Global, regional, and national disability-adjusted life-years（DALYs) for 359 diseases and injuries and healthy life expectancy （HALE) for 195 countries and territories, 1990-2017: a systematic analysis for the Global Burden of Disease Study 2017[J]. Lancet, 2018, 392(10159): 1859-1922.

[92] 刘丽丽, 毛艳艳, 高柳滨. 类风湿关节炎全球药物研发状况分析 [J]. 科技导报, 2016, 34(24): 44-55.

[93] Hresko A, Lin TC, Solomon DH. Medical care costs associated with rheumatoid arthritis in

the US: A systematic literature review and meta-analysis[J]. Arthritis Care Res（Hoboken), 2018, 70(10): 1431-1438.

[94] Kavanaugh A. Economic consequences of established rheumatoid arthritis and its treatment[J]. Best Pract Res Clin Rheumatol, 2007, 21(5): 929-942.

[95] Lundkvist J, Kastäng, F, Kobelt G. The burden of rheumatoid arthritis and access to treatment: health burden and costs[J]. Eur J Health Econ, 2008, 8(Suppl 2): S49-S60.

[96] Guelfucci F, Kaneko Y, Mahlich J, et al. Cost of depression in Japanese patients with rheumatoid arthritis: Evidence from administrative data[J]. Rheumatol Ther, 2018, 5(1): 171-183.

[97] Beasley RP, Bennett PH, Lin CC. Low prevalence of rheumatoid arthritis in Chinese. Prevalence survey in a rural community[J]. J Rheumatol Suppl, 1983, 10: 11-15.

[98] 曾小峰, 朱松林, 谭爱春, 等. 我国类风湿关节炎疾病负担和生存质量研究的系统评价 [J]. 中国循证医学杂志, 2013, 13(3): 300-307.

[99] 周云杉, 王秀茹, 安媛, 等. 全国多中心类风湿关节炎患者残疾及功能受限情况的调查 [J]. 中华风湿病学杂志, 2013, 17(8)：526-532.

[100] Jin S, Li M, Fang Y, et al. Chinese Registry of rheumatoid arthritis（CREDIT): II. prevalence and risk factors of major comorbidities in Chinese patients with rheumatoid arthritis[J]. Arthritis Res Ther, 2017, 19(1): 251.

[101] Wigley RD, Zhang NZ, Zeng QY, et al. Rheumatic diseases in China: ILAR-China study comparing the prevalence of rheumatic symptoms in northern and southern rural populations[J]. J Rheumatol, 1994, 21(8): 1484-1490.

[102] 姜宝法, 张源潮, 徐晓菲, 等. 山东沿海地区类风湿性关节炎流行病学调查 [J]. 中国公共卫生, 1999, 15(2): 25-26.

[103] 戴生明, 赵东宝, 施冶青, 等. 上海市五角场地区类风湿关节炎的流行病学调查 [J]. 中华风湿病学杂志, 2000, 4(4): 239-240.

[104] 曾宪国, 陈波, 曾方, 等. 广西南宁市壮族人群类风湿关节炎的流行病学调查 [J]. 中华流行病学杂志, 2007, 28(11): 1127-1129.

[105] 汪太中, 万姜敏, 陈红, 等. 重庆市綦江区类风湿关节炎流行病学调查 [J]. 风湿病与关节炎, 2018, 7(1): 32-34.

[106] 慕婷婷, 杜小正, 亢永良, 等. 兰州市城关区类风湿关节炎的现况研究 [J]. 甘肃科学学报, 2018, 30(6): 65-68.

[107] Yu C, Li MT, Duan XW, et al. Chinese registry of rheumatoid arthritis（CREDIT): I. Introduction and prevalence of remission in Chinese patients with rheumatoid arthritis[J]. Clin Exp Rheumatol, 2018, 36(5): 836-840.

[108] Furst DE, Pangan AL, Harrold LR, et al. Greater likelihood of remission in rheumatoid

arthritis patients treated earlier in the disease course: results from the Consortium of Rheumatology Researchers of North America registry[J]. Arthritis Care Res（Hoboken), 2011, 63(6): 856-864.

[109] 栗占国. 类风湿关节炎在我国的低认知度和高致残率不容忽视 [J]. 中华医学杂志, 2009, 89(27): 1873-1875.

[110] 周云杉, 王秀茹, 安媛, 等. 全国多中心类风湿关节炎患者残疾及功能受限情况的调查 [J]. 中华风湿病学杂志, 2013, 17(8): 526-532.

[111]Langley PC, Mu R, Wu M,et al. The impact of rheumatoid arthritis on the burden of disease in urban China[J]. J Med Econ, 2011, 14(6): 709-719.

[112] 史方, 顾凯, 卢伟, 等. 上海市关节炎疾病经济负担评价 [J]. 中国卫生资源, 2007, 10(2): 92-94.

[113] 王秀茹, 苏茵, 安媛, 等. 全国多中心类风湿关节炎患者门诊用药费用的调查 [J]. 中华风湿病学杂志, 2010, 14(6): 368-372.

[114] 顾珊珊, 邓清, 潘馨梦, 等. 阆中市部分市民对类风湿关节炎的认知调查及研究 [J]. 养生保健指南, 2017, 16(30): 100.

[115] 冯健华. 类风湿关节炎患者就医及治疗现状的分析 [J]. 中国医药指南, 2013, 11(5): 411-412.

[116] 刘栩栩, 贾园, 安媛, 等. 类风湿关节炎患者就医及治疗现状分析 [J]. 中华风湿病学杂志, 2008, 12(9): 637-639.

[117] 吴吉荣, 陈雁飞, 孟磊, 等. 类风湿关节炎诊治现状调查 [J]. 甘肃中医学院学报, 2015, 32(6): 57-60.

[118] 张晓盈, 段天娇, 穆荣, 等. 类风湿关节炎患者工作能力障碍的现况调查 [J]. 中华风湿病学杂志, 2012, 16(2): 77-81.

[119] 刘娜, 王晓元, 王秀茹, 等. 全国多中心类风湿关节炎糖皮质激素应用的现况调查 [J]. 中国医药, 2016, 11(8): 1216-1221.

[120] 刘田, 王秀茹, 安媛, 等. 柳氮磺吡啶在我国类风湿关节炎患者的用药现况调查 [J]. 北京大学学报（医学版), 2012, 44(2): 188-194.

[121] 中华医学会风湿病学分会. 我国风湿科专科医师现状调查报告 [J]. 中华风湿病学杂志, 2009, 13(6): 407-409.

[122]Wu B, Wilson A, Wang FF, et al. Cost effectiveness of different treatment strategies in the treatment of patients with moderate to severe rheumatoid arthritis in china[J].PLoS One, 2012, 7(10): e47373.

[123] 刘跃华, 李璇, 吴久鸿. 阿达木单抗治疗类风湿性关节炎药物经济学研究 [J]. 中国药学杂志, 2017, 52(10): 886-890.

[124] 刘宝, 曾晓霞. 类风湿关节炎治疗的药物经济学评价 [J]. 中华医学杂志, 2013, 93(11):

841-844.

[125]Wang BC, Chen Y, Furnback W,et al. Cost-Effectiveness of Tofacitinib in Patients with Rheumatoid Arthritis in China. Value in health. BSTRACT ONLY. VOLUME 21, SUPPLEMENT 1, S197, MAY 01, 2018.https://www.valueinhealthjournal.com/article/ S1098-3015(18)31645-0/fulltext?_returnURL=https%3A%2F%2Flinkinghub.elsevier.com% 2Fretrieve%2Fpii%2FS1098301518316450%3Fshowall%3Dtrue

[126]Ting YT, Petersen, Ramarathinam SH ,et al. The interplay between citrullination and HLA-DRB1 polymorphism in shaping peptide binding hierarchies in rheumatoid arthritis[J]. J Biol Chem, 2018, 293(9): 3236-3251.

[127]Huang Z, Niu Q, Yang B,et al. Genetic polymorphism of rs9277535 in HLA-DP associated with rheumatoid arthritis and anti-CCP production in a Chinese population[J]. Clin Rheumatol, 2018, 37(7): 1799-1805.

[128]Jahid M, Rehan-Ul-Haq, Chawla D,et al. Association of polymorphic variants in IL1B gene with secretion of IL-1beta protein and inflammatory markers in north Indian rheumatoid arthritis patients[J]. Gene, 2018, 641: 63-67.

[129]Jahid M, Rehan-Ul-Haq, Avasthi R, et al. Interleukin10-1082 A/G polymorphism: Allele frequency, correlation with disease markers, messenger RNA and serum levels in North Indian rheumatoid arthritis patients[J]. Clin Biochem, 2018, 55: 80-85.

[130]Schreiber TH, Podack ER. Immunobiology of TNFSF15 and TNFRSF25[J].Immunol Res, 2013, 57(1-3): 3-11.

[131]Wang Q, Zhou X, Zhao Y,et al. Polyphyllin I ameliorates collagen-induced arthritis by suppressing the inflammation response in macrophages through the NF-kappaB Pathway[J]. Front Immunol, 2018, 9: 2091.

[132]Huang Z, Qi G, Miller JS, et al. CD226: An emerging role in immunologic diseases[J]. Front Cell Dev Biol, 2020, 8: 564.

[133]Rui H, Yan T, Hu Z,et al. The association between caspase-5 gene polymorphisms and rheumatoid arthritis in a Chinese population[J]. Gene, 2018, 642: 307-312.

[134]Zhu H, Wu LF, Mo XB, et al. Rheumatoid arthritis-associated DNA methylation sites in peripheral blood mononuclear cells[J]. Ann Rheum Dis, 2019, 78(1): 36-42.

[135]Ai R, Hammaker D, Boyle DL, et al. Joint-specific DNA methylation and transcriptome signatures in rheumatoid arthritis identify distinct pathogenic processes[J]. Nat Commun, 2016, 7: 11849.

[136]Zhang L, Ma S, Wang H, et al. Identification of pathogenic genes related to rheumatoid arthritis through integrated analysis of DNA methylation and gene expression profiling[J]. Gene, 2017, 634: 62-67.

[137]Meng W, Zhu ZH, Jiang Xia,et al. DNA methylation mediates genotype and smoking interaction in the development of anti-citrullinated peptide antibody-positive rheumatoid arthritis[J]. Arthritis Res Ther, 2017, 19(1): 71.

[138]Lloyd KA, Wigerblad G, Sahlström P,et al. Differential ACPA binding to nuclear antigens reveals a PAD-independent pathway and a distinct subset of acetylation cross-reactive autoantibodies in rheumatoid arthritis[J]. Front Immunol, 2018, 9: 3033.

[139]Lagos C, Carvajal P, Castro I, et al. Association of high 5-hydroxymethylcytosine levels with Ten Eleven Translocation 2 overexpression and inflammation in Sjögren's syndrome patients[J]. Clin Immunol, 2018, 196: 85-96.

[140]Abbasi J.To prevent rheumatoid arthritis, look past the joints to the gums[J]. JAMA, 2017, 317(12): 1201-1202.

[141]Jubair WK, Hendrickson JD, Severs EL, et al. Modulation of inflammatory arthritis in mice by gut microbiota through mucosal inflammation and autoantibody generation[J]. Arthritis Rheumatol, 2018, 70(8): 1220-1233.

[142]Xu H, Yin J.HLA risk alleles and gut microbiome in ankylosing spondylitis and rheumatoid arthritis[J]. Best Pract Res Clin Rheumatol, 2019, 33(6): 101499.

[143]Bustamante MF, Garcia-Carbonell R, Whisenant KD, et al. Fibroblast-like synoviocyte metabolism in the pathogenesis of rheumatoid arthritis[J]. Arthritis Res Ther, 2017, 19(1): 110.

[144]Veale DJ, Orr C, Fearon U. Cellular and molecular perspectives in rheumatoid arthritis[J]. Semin Immunopathol, 2017, 39(4): 343-354.

[145]Weyand CM, Goronzy JJ. Immunometabolism in early and late stages of rheumatoid arthritis[J]. Nat Rev Rheumatol, 2017, 13(5): 291-301.

[146]Lv M, Miao JL, Zhao P, et al. CD147-mediated chemotaxis of CD4+ CD161+ T cells may contribute to local inflammation in rheumatoid arthritis[J]. Clin Rheumatol, 2018, 37(1): 59-66.

[147]Joo YB, Park Y, Kim K, et al. Association of CD8(+) T-cells with bone erosion in patients with rheumatoid arthritis[J]. Int J Rheum Dis, 2018, 21(2): 440-446.

[148]Peres RS, Donate PB, Talbot J, et al. TGF-β signalling defect is linked to low CD39 expression on regulatory T cells and methotrexate resistance in rheumatoid arthritis[J]. J Autoimmun, 2018, 90: 49-58.

[149]Feagan BG, Lam G, Ma C, et al. Systematic review: efficacy and safety of switching patients between reference and biosimilar infliximab[J]. Aliment Pharmacol Ther, 2019, 49(1): 31-40.

[150]Oike T, Sato Y, Kobayashi T, et al. Stat3 as a potential therapeutic target for rheumatoid

arthritis[J]. Sci Rep, 2017, 7(1): 10965.

[151]Singh A, Gupta MK, Mishra SP. Study of correlation of level of expression of Wnt signaling pathway inhibitors sclerostin and dickkopf-1 with disease activity and severity in rheumatoid arthritis patients[J]. Drug Discov Ther, 2019, 13(1): 22-27.

[152]Cici D, Corrado A, Rotondo C, et al. Wnt signaling and biological therapy in rheumatoid arthritis and spondyloarthritis[J]. Int J Mol Sci, 2019, 20(22) :5552.

[153]Achek A, Shah M, Seo JY, et al. Linear and rationally designed stapled peptides abrogate TLR4 pathway and relieve inflammatory symptoms in rheumatoid arthritis rat model[J]. J Med Chem, 2019, 62(14): 6495-6511.

[154]Lim SM, Lee SY, Jeong JJ, et al. DW2007 ameliorates colitis and rheumatoid arthritis in mice by correcting Th17/Treg imbalance and inhibiting NF-kappaB activation[J]. Biomol Ther（Seoul), 2016, 24(6): 638-649.

[155]Niu Q, Huang ZC, Wu XJ, et al. Enhanced IL-6/phosphorylated STAT3 signaling is related to the imbalance of circulating T follicular helper/T follicular regulatory cells in patients with rheumatoid arthritis[J]. Arthritis Res Ther, 2018, 20(1): 200.

[156]Kang S, Tanaka T, Narazaki M, et al. Targeting interleukin-6 signaling in clinic[J].Immunity, 2019, 50(4): 1007-1023.

[157]Garbers C, Heink S, Korn T, et al. Interleukin-6: designing specific therapeutics for a complex cytokine[J]. Nat Rev Drug Discov, 2018, 17(6): 395-412.

[158]Jin S, Chen H, Li Y,et al. Maresin 1 improves the Treg/Th17 imbalance in rheumatoid arthritis through miR-21[J]. Ann Rheum Dis, 2018, 77(11): 1644-1652.

[159]Zhou Q, Haupt S, Kreuzer JT, et al. Decreased expression of miR-146a and miR-155 contributes to an abnormal Treg phenotype in patients with rheumatoid arthritis[J]. Ann Rheum Dis, 2015, 74(6): 1265-1674.

[160]Alivernini S, Kurowska-Stolarska M, Tolusso B,et al. MicroRNA-155 influences B-cell function through PU.1 in rheumatoid arthritis[J]. Nat Commun, 2016, 7: 12970.

[161]Kurowska-Stolarska M, Alivernini S, Melchor EG, et al. MicroRNA-34a dependent regulation of AXL controls the activation of dendritic cells in inflammatory arthritis[J]. Nat Commun, 2017, 8: 15877.

[162]Nakamachi Y, Ohnuma K, Uto K, et al. MicroRNA-124 inhibits the progression of adjuvant-induced arthritis in rats[J]. Ann Rheum Dis, 2016, 75(3): 601-608.

[163]Li G, Liu Y, Meng F, et al. LncRNA MEG3 inhibits rheumatoid arthritis through miR-141 and inactivation of AKT/mTOR signalling pathway[J]. J Cell Mol Med, 2019, 23(10): 7116-7120.

[164]Liu YR, Yang L, Xu QQ,et al. Long noncoding RNA MEG3 regulates rheumatoid arthritis by

targeting NLRC5[J]. J Cell Physiol, 2019, 234(8): 14270-14284.

[165]Lu X, Qian J. Downregulated MEG3 participates in rheumatoid arthritis via promoting proliferation of fibroblast-like synoviocytes[J]. Exp Ther Med, 2019, 17(3): 1637-1642.

[166]Kremer JM. The Corrona US registry of rheumatic and autoimmune diseases[J]. Clin Exp Rheumatol, 2016, 34(5 Suppl 101): S96-S99.

[167]Low AS, Symmons DP, Lunt M, et al. Relationship between exposure to tumour necrosis factor inhibitor therapy and incidence and severity of myocardial infarction in patients with rheumatoid arthritis[J]. Ann Rheum Dis, 2017, 76(4): 654-660.

[168]Mercer LK, Lunt M, Low AL,et al. Risk of solid cancer in patients exposed to anti-tumour necrosis factor therapy: results from the British Society for Rheumatology Biologics Register for Rheumatoid Arthritis[J]. Ann Rheum Dis, 2015, 74(6): 1087-1093.

[169]Mercer LK, Galloway JB, Lunt M,et al. Risk of lymphoma in patients exposed to antitumour necrosis factor therapy: results from the British Society for Rheumatology Biologics Register for Rheumatoid Arthritis[J]. Ann Rheum Dis, 2017, 76(3): 497-503.

[170]Littlejohn G, Roberts L, Bird P, et al. Patients with rheumatoid arthritis in the australian OPAL cohort show significant improvement in disease activity over 5 years: A Multicenter Observational Study[J]. J Rheumatol, 2015, 42(9): 1603-1609.

[171]Yamanaka H, Tanaka E, Nakajima A, et al. A large observational cohort study of rheumatoid arthritis, IORRA: Providing context for today's treatment options[J]. Mod Rheumatol, 2019:30(1): 1-6.

[172]Yano K, Ikari K, Inoue E, et al. Features of patients with rheumatoid arthritis whose debut joint is a foot or ankle joint: A 5,479-case study from the IORRA cohort[J]. PLoS One, 2018, 13(9): e0202427.

[173] 马武开 , 钟琴 , 刘正奇 , 等 . 类风湿关节炎患者甲氨蝶呤耐药机制研究进展 [J]. 中华风湿病学杂志 ,2009,13(8): 574-576.

[174]Dhagat U, Hercus TR, Broughton SE, et al. The mechanism of GM-CSF inhibition by human GM-CSF auto-antibodies suggests novel therapeutic opportunities[J]. MAbs, 2018, 10(7): 1018-1029.

[175]Burmester GR, Weinblatt ME, McInnes IB, et al. Efficacy and safety of mavrilimumab in subjects with rheumatoid arthritis[J]. Ann Rheum Dis, 2013, 72(9): 1445-1452.

[176]Wu H, Huang Q, Qi Z, et al. Irreversible inhibition of BTK kinase by a novel highly selective inhibitor CHMFL-BTK-11 suppresses inflammatory response in rheumatoid arthritis model[J]. Sci Rep, 2017, 7(1): 466.

[177] 张行 , 保国锋 , 崔志明 . PI3K/AKT 信号通路在类风湿关节炎发病机制中的研究进展 [J]. 东南大学学报 (医学版), 2019, 38(02): 358-363.

[178]Yang Q, Modi P, Newcomb T, et al. Idelalisib: First-in-Class PI3K Delta inhibitor for the treatment of chronic lymphocytic leukemia, small lymphocytic leukemia, and follicular lymphoma[J]. Clin Cancer Res, 2015, 21(7): 1537-1542.

[179]Cheung TT, McInnes IB.Future therapeutic targets in rheumatoid arthritis[J]. Semin Immunopathol, 2017, 39(4): 487-500.

[180] 郑磊，王前，顾春瑜，等．基于树突状细胞的类风湿关节炎的治疗进展 [J]. 中华风湿病学杂志 , 2005,9(1): 48-50.

[181]Martin E, O'Sullivan B, Low P, et al. Antigen-specific suppression of a primed immune response by dendritic cells mediated by regulatory T cells secreting interleukin-10[J]. Immunity, 2003, 18(1): 155-167.

[182]Bell GM, Anderson AE, Diboll J, et al. Autologous tolerogenic dendritic cells for rheumatoid and inflammatory arthritis[J]. Ann Rheum Dis, 2017, 76(1): 227-234.

[183] Hirano T, Nishide M, Nonaka N， et al. Development and validation of a deep-learning model for scoring of radiographic finger joint destruction in rheumatoid arthritis[J]. Rheumatol Adv Pract， 2019, 3(2): rkz047.

[184] Stoel BC. Artificial intelligence in detecting early RA[J]. Semin Arthritis Rheum, 2019, 49(3S):S25-S28.

[185] Gutiérrez-Martínez J, Pineda C, Sandoval H, et al. Computer-aided diagnosis in rheumatic diseases using ultrasound: an overview[J]. Clin Rheumatol, 2020, 39(4):993-1005.

[186]Chocholova E, Bertok T, Jane E, et al. Glycomics meets artificial intelligence - Potential of glycan analysis for identification of seropositive and seronegative rheumatoid arthritis patients revealed[J]. Clin Chim Acta, 2018, 481: 49-55.

[187] Norgeot B, Glicksberg BS, Trupin L, et al. Assessment of a deep learning model based on Electronic Health Record Data to forecast clinical outcomes in patients with rheumatoid arthritis[J]. JAMA network open, 2019, 2(3): e190606.

[188]Song G, Feng T, Zhao R,et al. CD109 regulates the inflammatory response and is required for the pathogenesis of rheumatoid arthritis[J]. Ann Rheum Dis, 2019, 78(12): 1632-1641.

[189]Sun W, Meednu N, Rosenberg A, et al. B cells inhibit bone formation in rheumatoid arthritis by suppressing osteoblast differentiation[J]. Nat Commun, 2018, 9(1): 5127.

[190]Feng H, Zhang Z, Meng Q, et al. Rapid response fluorescence probe enabled in vivo diagnosis and assessing treatment response of hypochlorous acid-mediated rheumatoid arthritis[J]. Adv Sci（Weinh), 2018, 5(8): 1800397.

[191]Wang D, Zhang J, Lau J, et al. Mechanisms of lung disease development in rheumatoid arthritis[J]. Nat Rev Rheumatol, 2019. 15(10): 581-596.

[192]Pan H, Guo R, Ju Y,et al. A single bacterium restores the microbiomedysbiosis to protect

bones from destruction in a rat model of rheumatoid arthritis[J]. Microbiome, 2019, 7(1): 107.

[193]Huang CC, Chiou CH, Liu SC, et al. Melatonin attenuates TNF-alpha and IL-1beta expression in synovial fibroblasts and diminishes cartilage degradation: Implications for the treatment of rheumatoid arthritis[J]. J Pineal Res, 2019, 66(3): e12560.

[194]Gao F, Yuan Q, Cai P, et al. Au clusters treat rheumatoid arthritis with uniquely reversing cartilage/bone destruction[J]. Adv Sci（Weinh), 2019, 6(7): 1801671.

[195] 中华医学会风湿病学分会. 类风湿关节炎诊断及治疗指南(草案) [J]. 中华风湿病学杂志 , 2003, 7(4): 250-254.

[196] 曾小峰 . 中国风湿免疫专科现状调查 [J]. 中华医学信息导报 , 2015, 30(10): 19.

[197] 张奉春 . 第二次全国风湿免疫专科医师调查报告 [J]. 中华临床免疫和变态反应杂志 , 2014,8(3): 165-169.

[198]Arnett FC, Edworthy SM, Bloch DA, et al. The American Rheumatism Association 1987 revised criteria for the classification of rheumatoid arthritis[J]. Arthritis Rheum, 1988, 31(3): 315-324.

[199]Aletaha D, Neogi T, Silman AJ,et al. 2010 Rheumatoid arthritis classification criteria: an American College of Rheumatology/European League Against Rheumatism collaborative initiative[J]. Arthritis Rheum, 2010, 62(9): 2569-2581.

[200] 赵金霞 , 苏茵 , 刘湘源 , 等 . 早期类风湿关节炎分类标准及其诊断意义的探讨 [J]. 中华风湿病学杂志 , 2012, 16(10): 651-656.